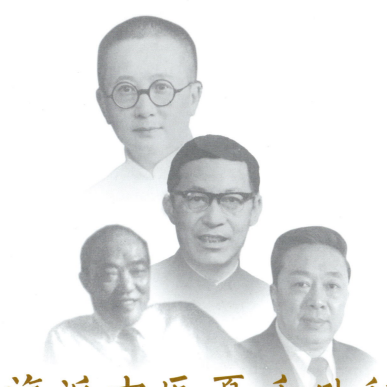

海派中医夏氏外科
文 物 选 萃

主 编　柏连松　张雅明　夏泽华

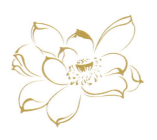

世界图书出版公司

上海·西安·北京·广州

图书在版编目（CIP）数据

海派中医夏氏外科文物选萃 / 柏连松, 张雅明, 夏泽华
主编. —上海 : 上海世界图书出版公司, 2016.3
ISBN 978-7-5100-9385-2

Ⅰ. ①海… Ⅱ. ①柏… ②张… ③夏… Ⅲ. ①中医外
科学—文集 Ⅳ. ①R26-53

中国版本图书馆 CIP 数据核字（2015）第 049954 号

责任编辑：沈蔚颖

海派中医夏氏外科文物选萃

主编 柏连松 张雅明 夏泽华

上海世界图书出版公司出版发行
上海市广中路88号
邮政编码200083
杭州恒力通印务有限公司印刷
如发现印刷质量问题, 请与印刷厂联系
质检科电话：0571-88914359
各地新华书店经销

开本：787 × 1092 1/16 印张：10.5 字数：100 000
2016年3月第1版 2016年3月第1次印刷
ISBN 978-7-5100-9385-2/R · 338
定价：80.00元
http://www.wpcsh.com.cn
http://www.wpcsh.com

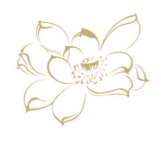

编者名单

主　编

柏连松　张雅明　夏泽华

副主编

张卫刚　刘　华　刘　晨

编　委

王　昱　王一飞　张冬梅

杜佳琦　沈菲菲　周　蜜

　　我少时已闻师祖墨农先生之名，且与墨农先生住得较近，故曾多次见过墨农先生，对先生家人也多熟悉，立志学习中医。1953年墨农先生长子少农先生宴请中医同道收我为徒，从此迈入师门，刻苦学习医道。20世纪70年代适逢"十年浩劫"过后，百废待兴，老师命我主攻肛肠，一直无机缘整理夏氏渊源，始终未能实现夙愿。一转眼60年过去了，时常感叹少农老师在上海曙光医院中医外科的辉煌岁月，念及未能为先生在世之时留下更多珍贵资料，记下老师叙说夏氏外科的历经岁月，而常感到愧疚，故常在工作之余，及与门人弟子闲谈之暇，追忆印象中师祖和少农先生的闲趣逸事、医德医风、精湛医术，嘱门人记录，希望后辈能有机缘整理夏氏外科，以慰藉先生遗愿。

　　欣闻上海中医发展办公室推出"海派中医学术流派研究基地"，我召集门人和沪上夏氏的弟子，大家欣然应允，纷纷捐出珍藏的资料，为研究提供了珍贵资料，其中大部分资料从未公布于众，或已被认为失佚，虽这些资料数量不多，但夏氏外科历经数次迁徙和战乱浩劫，能保存下来已属不易。在研究过程中，门人弟子不断从各种途径搜集到更多线索，大部分我也未曾知晓，故拟将这些资料整理编纂《海派中医夏氏外科文物选萃》一册，一为让门人了解夏氏外科悠久的历史、传承发展的历程，及夏氏杰出的代表人物；二因现在是信息社会，《海派中医夏氏外科文物选萃》借网络之途径向世人展现夏氏外科，也让曾经的夏氏门人后学再能同聚夏氏门下。同溯夏氏起源、共商夏氏发展，以振兴夏氏师祖为之呕心沥血的外科学派。

　　因时间仓促，本选集中的大部分图片均为门人弟子购置摄影器械，在简易摄影棚内拍摄，虽图片质量难及专业摄影水平，也属不易，大部分资料需我辨识而添加文字说明，力求还原历史，却也难免有错误。在此感谢夏氏的门人弟子和同道为之付出的辛勤劳动。

夏氏外科第六代传人
夏少农先生弟子
柏连松教授
2014年12月9日于上海

夏氏外科简介

夏氏外科是著名的中医外科流派，起源于浙江德清东南湾，故又称为东南湾疡科世家。自夏松泉先生创始至今，已传承和发展了近180年。20世纪40年代前夏氏外科主要在浙江湖州一带开业行医，在杭嘉湖平原一带极负盛名，又因战乱多次迁徙，后至上海，在沪上传承80余年，为海上中医外科名流，影响深远。

清朝中晚期浙江德清，中医外科以三湾医家最有名望。三湾即东南湾、袁家湾、曲溪湾。前两支均由曲溪湾分出。夏氏外科创始于清朝晚期浙江德清戈亭镇东南湾，始由夏氏先祖夏松泉所创（据朱德明著《浙江医药曲折历程》所载夏松泉为夏墨农祖父，夏松泉之子夏少泉，夏墨农为少泉长子，至夏墨农之长子夏少农、次子夏涵为夏氏四世医。据吴琴诗女士所著《著名中医外科专家夏氏父子》中载夏墨农为夏氏外科三世医，而据张明岛先生所著《上海卫生志》云：夏墨农为夏氏四世医），夏氏外科精于外科，是浙江湖州德清地区的两大中医外科流派之一，显名于邻县内外，在江南一带亦有盛誉。夏氏外科传至夏墨农时，其医术益精，擅长于中医内科、中医外科和中医五官科，在中医骨伤科亦有建树，尤精于中医外科，先悬壶于家乡东南湾，因屡遭太湖水盗袭扰和抢劫，家财和资料被毁殆尽，被迫迁至吴兴菱湖，并于菱湖建"春及堂"，广收门徒和弟子，后迁吴兴及沪上，行医40余年，医德医风高尚，为当地百姓称道，其医术精湛，多有家传秘方不秘藏而流传于世，被众医家录用，名噪一时，留下很多救济穷苦人的轶事趣闻，又收徒甚多，尤其在浙江湖州的德清、吴兴一带授徒并留下众多门人弟子，后夏墨农迁至上海地区，在沪行医期间尚收有较多来自湖州及杭州求学的弟子，其长子夏少农于抗日战乱时期再于杭嘉湖、温州地区以夏氏外科行医约10余年，在当地影响深远。

夏墨农有长子夏少农（字雲岫）、次子夏小农（后名涵，字雲岚）继承家传世医，少农小学毕业后被送读于湖州沈氏中医专门学校，毕业后考入上海中国医学院。小农先生幼承庭训，博习岐黄，系统地接受祖传医术，入选全国首届中医药专门研究人员班，又系统接受现代医学教育，故能中西汇通，兼收并蓄。

夏墨农一生收徒甚多，据称有百余名，现据史料可查到长兴的施梓桥、德清的孙世臣、长兴的钟泽民、乌镇的陈启新、盛泽的李敬昊、杭州的罗家年、上海的陆斐（女）、海宁安化王氏清末名医王和伯次子王映澄等。

夏少农毕业于上海中国医学院，获得上海、浙江和安徽多地的个体行医资格，1937年避难上海途中与父失散，避难至安徽休宁行医，后闻父于上海置房开业行医，曾回沪协助父亲共同行医，但因抗战时期，诊所位于租界内，社会动荡不安，故而父子分开，辗转在安徽休宁、浙江湖州和温州一带行医十余年，1947年夏少农闻父重病瘫痪于床，随返回上海料理父亲的诊所，1950年夏墨农病故，夏少农在延天龄药房个体开业，1952年响应政府号召调入新城区（现静安区）第五公费医疗门诊部工作，1957年调入上海中医学院任外科教研室主任，1960年任曙光医院中医外科主任。夏少农的弟子有柏连松、张志洪、吴琴诗等。夏少农的弟子主要分布在曙光医院，有张志洪的疮疡科（包括疮疡科、乳腺科等）、柏连松的肛肠科。

夏涵先生幼时起侍诊于父夏墨农侧，悉得家传善本，又系统接受现代医学教育，中西汇通，兼收并蓄。夏涵先生曾任曙光医院中医外科副主任，后80年代中期调任岳阳医院中医外科主任。夏涵的弟子有孙世道，主要分布在岳阳医院的中医外科和皮肤科。

如今夏氏外科经过几代传承人的发展，已形成了疮疡科、乳腺科、肛肠科、皮肤科等学科，部分学科在本学科中已享有一定的学术影响力。

编者

2014年12月14日

目 录

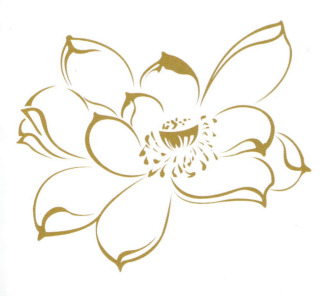

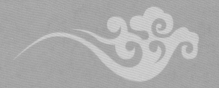

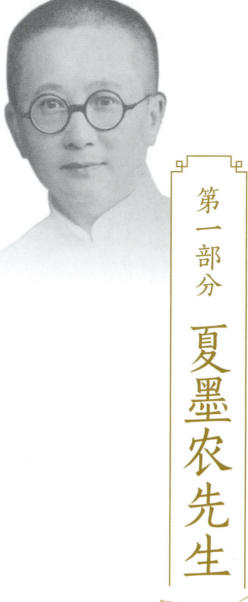

第一部分　夏墨农先生

夏墨农个人介绍

夏墨农，男，1892—1950 年（一说 1890—1950 年），字和庄，浙江德清人，夏少泉长子，为德清东南湾世代疡医夏氏四代传人（一说第三代传人）。初设诊于东南湾乡里，后因太湖水盗袭扰和抢劫，家财和资料毁坏殆尽，被迫迁吴兴菱湖，创 "春及堂"，1937 年底移居上海行医。夏氏外科至夏墨农时医术益精，声名最响，影响最大，他广收门徒近百人，门人弟子多为浙江人，移居上海后尚有众多浙江弟子前来上海拜师学医，如盛泽的李敬昊、海宁安化的王映澄（安化王氏望族子弟、清末名中医王和伯次子）、新滕的闵世义等，在上海个体行医，门庭若市，每天达 400 号，短短数年，已成沪上中医外科名流。夏墨农擅长外科，精通中医内科、外科、喉科及部分骨伤疾病，尤精疔、疖、痈、疽、流注、瘰疬诸证，善用外科内治法和扶正祛邪法，重视祖传外敷药物的应用。对外疡主张早期切开，手术定位准确，大小适宜，深浅得度，刀法神速，有 "飞刀" 之称。临证注重整体，内外兼施，灵活多变，以盐腌法敷 "鳝拱头"，挂线法治痔管、黄洗法医皮肤病等，简便有效。行医 40 余年，名噪一时，门生颇多。著作主要有：精选门人抄录《夏氏医案》《时病经验》《外科歌诀》《本草口诀》等，惜未付梓，毁于战乱，在这次海派中医流派基地研究过程中，我们整理出部分夏墨农遗留的《夏氏医案》。

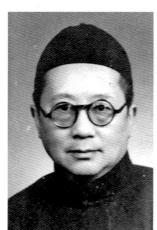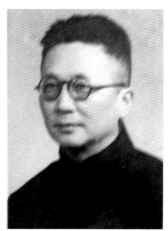

夏墨农先生

从左至右，依次为夏墨农先生中年时及患病前的肖像。

夏墨农的弟子们

　　夏墨农生于 1892 年，卒于 1950 年，行医 40 余年，至夏墨农时夏氏外科名声最响，影响最大，一生收授门人弟子甚多，据称近百人，遍布浙江、上海和苏南地区，多为浙江湖州籍弟子，夏墨农初在德清东南湾、后至吴兴菱湖、又迁至上海，正值乱世，历史资料遗失，师徒名分已不可考，后人述夏氏世医，传男不传女，从各种形式来源的历史资料，考得夏墨农先生的弟子有：1933 年前后收乌镇钟泽民、德清孙世臣为徒，1937 年前后收长兴施梓桥、新滕闵世义为徒，1942 年收浙江海宁安化王氏望族王映澄（清末浙江名中医王和伯次子）为徒，1941 年收浙江乌镇陈启新、盛泽李敬昊、杭州罗家年、上海陆斐（女）为徒。右图 1 为夏墨农先生授予弟子孙世臣行医开业的铭牌。资料摘自朱德明所著《浙江医药曲折历程（1840—1949）》（北京：中国社会科学出版社，2012 年）中的插图。右图 2 为夏墨农先生授弟子姚子祥内外科开业铭牌。

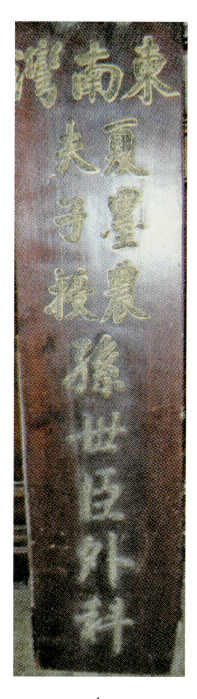

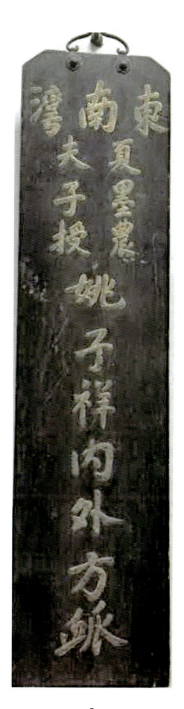

1

孙世臣外科门诊牌

2

姚子祥内外科门诊牌

弟子施梓桥、弟子闵世义

　　1937 年前后施梓桥拜夏墨农先生为师，并跟随夏师前来上海，在上海跟师临证侍诊，学成师满后回浙江长兴个体开业行医，故对上海当时形势较为熟悉。1946 年前后夏墨农先生卧病于床，嘱施梓桥前来上海为师代理诊务，处理门诊事务。1950 年夏墨农先生病逝后留在上海并分配到国营医院从事中医外科。在中医外科继承夏氏外科的学术思想，于外科和皮肤科尤为精通。同期并有浙江新滕闵世义来沪拜师，跟师临证学习，并按夏墨农先生的医案进行整理，手抄编录《夏氏医案》，原述《夏氏医案》遗失，今在夏氏外科的遗物中寻得闵世义抄录的医案，医案的外封面内写有记录（手写之笔体应当为圆珠笔所写，可能为后人为防止医案损毁，特为外层添加牛皮纸外封保护），为研究夏墨农先生的学术思想提供了珍贵的资料。

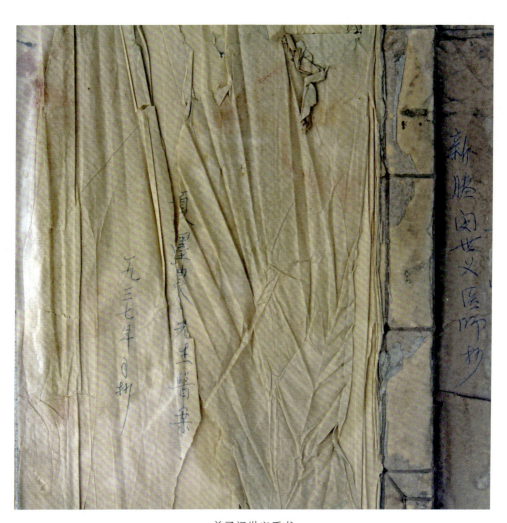

弟子闵世义手书

弟子李敬昊

据述 1941 年浙江盛泽李敬昊前来上海拜夏墨农为师，学习中医外科，与李敬昊同期学习的还有乌镇的陈启新、杭州的罗家年、上海的陆斐（女）。在本次整理夏氏外科的历史资料中，并未发现与陈启新、罗家年、陆斐等相关的资料，检录中意外发现了 1985 年李敬昊先生抄录东南湾夏氏外科创始人夏松泉太夫子的医案，因用钢笔抄录，字迹清晰可辨。夏松泉先生距今约 150 余年，目前检索夏氏外科传承人的相关资料，关于夏松泉太夫子的资料只有只字片语，对其详细的介绍更不可见，现尚存有其医案，弥足珍贵，本医案共有 40 余页。

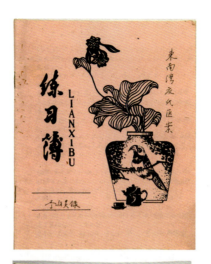

弟子李敬昊手书

夏墨农先生新中国成立前在上海的弟子

　　从夏少农先生夫人吴琴诗女士捐赠的夏氏外科的文物中发现一张合影，照片比较清晰。从照片摄影质量和保存的完好度，应当属于上海解放前后时期的照片。夏少农先生的弟子柏连松教授仔细辨识照片，照片上的三人除夏少农老师外，其余两人从未见过。他仔细回忆：他见过尚健在的夏墨农先生，并和夏墨农在一起吃过饭，且与夏墨农先生的家人和夏少农先生的子女均相熟，所以其余两人应当均为夏墨农先生移居上海后收授的弟子。在夏墨农先生的弟子中只有陆斐为女性，所以照片中的女性可能为陆斐。

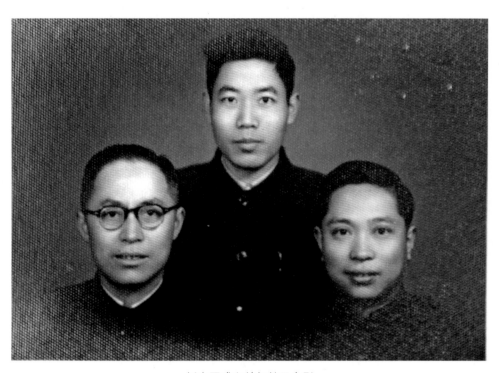

新中国成立前与弟子合影

夏墨农之医学手稿1

　　整理收集到的历史资料中部分医学手稿，按照手稿的笔迹，夏墨农的历史资料有多人抄录和书写，根据书稿保存的完好程度，可能由不同时期和不同人书写。右图所示资料由夏墨农或其前辈所录的可能性较大。

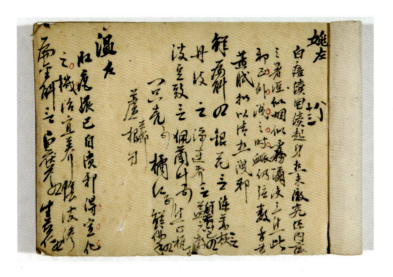

医学手稿1

夏墨农之医学手稿2

　　夏氏外科夏墨农先生流传下来的书稿，依据书稿抄录的笔迹，可以推断：部分书稿是由夏氏外科的弟子抄录的。包括夏氏外科的医案，书稿的封面已经提示了抄录者姓名。右图所示的医学手稿为门人弟子抄录的夏氏外科家传药物调制方法。

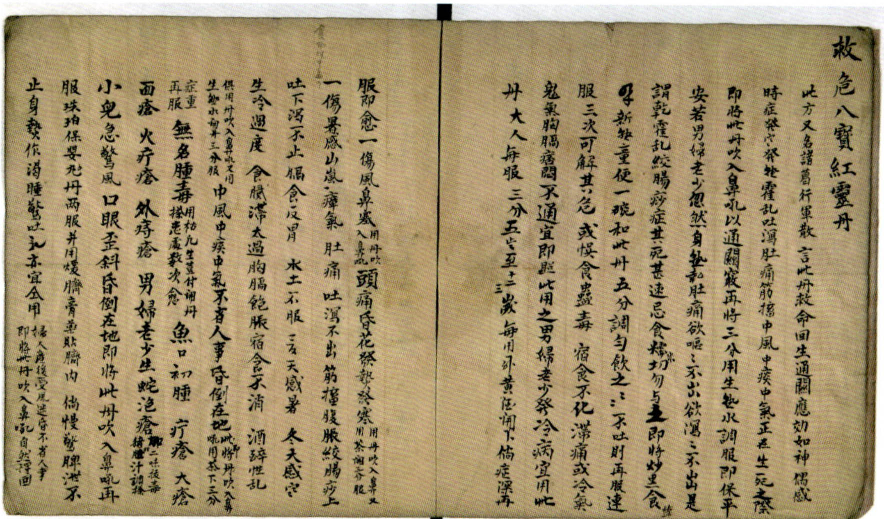

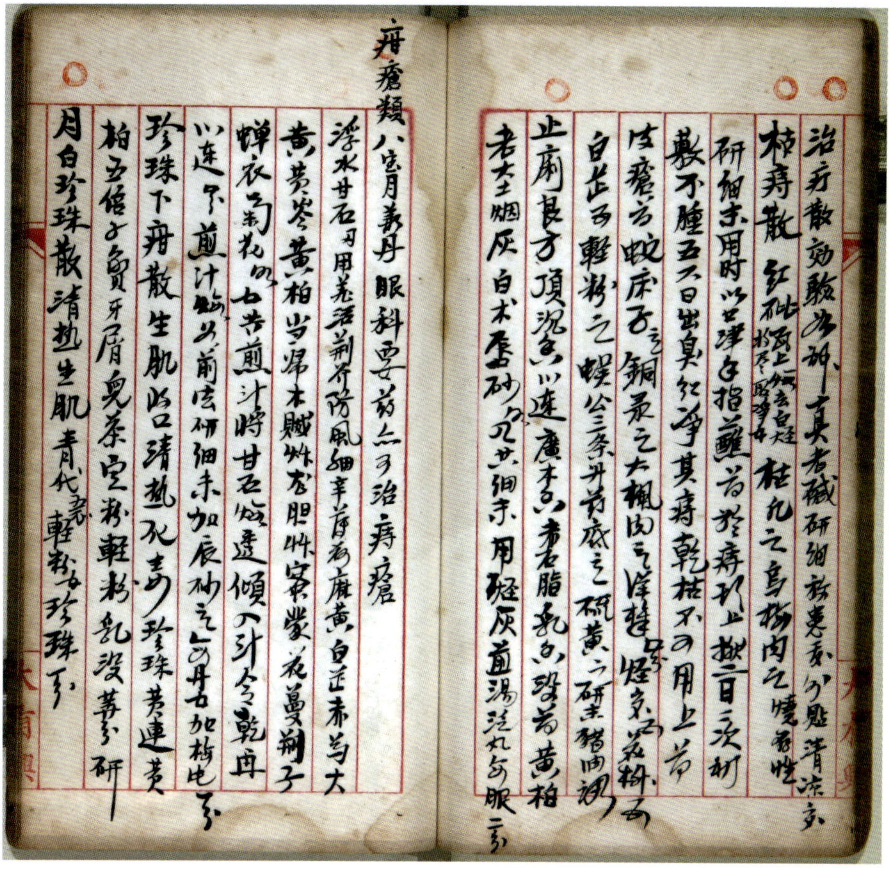

医学手稿2

夏墨农之医学手稿3

夏墨农先生的著作主要体现在整理和编辑《夏氏医案》、比较系统地整理了夏氏外科几代主要传承人对疗、疖、痈、疽、流注、瘰疬诸证临证经验的总结、夏氏外科在家传外用药方面的研究，夏墨农先生编撰和流传下来的《夏氏医案》原被认为失佚，后发现被分为两部分，分别传于两子。右图为夏墨农先生所编写医学书籍中的手绘插图，图中绘示不同疗在人体的位置图。

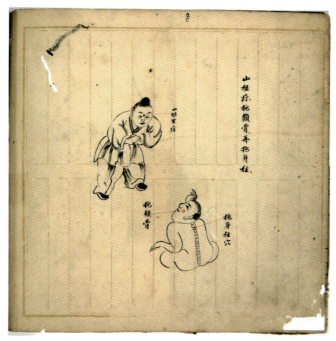

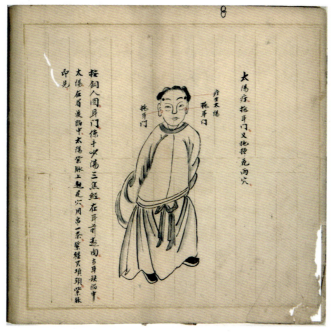

医学手稿3

夏氏医案梗概

夏氏外科自夏松泉创始以来近 180 年，尚未出版过《夏氏医案》之类的医案医话，夏氏外科自夏墨农收授门人弟子众多，并未就夏氏外科的学术思想和医案医话进行总结出版，这在中医学术流派之中甚为少见，其中缘由尚不清楚。在朱德明先生所著《浙江医药曲折历程 1840—1949》中记录夏墨农先生生前著有《时病经验》《外科歌诀》《本草口诀》《夏氏医案》等，惜未付梓，或认为经夏墨农先生编辑的《夏氏医案》可能在迁徙途中遗失，或毁于战乱中，从而只能从零星的资料来研究夏氏外科的学术思想和临证经验。此次我们在海派中医夏氏外科建设期间收集到的历史资料中发现了经编辑的《夏氏医案》。《夏氏医案》应当包括夏松泉、夏墨农、夏少农、夏涵等医案，遗憾的是夏涵先生的医案已失佚。

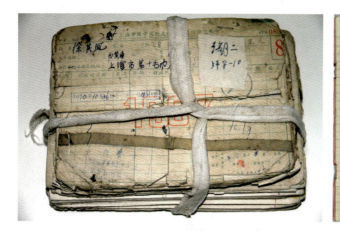

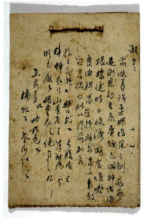

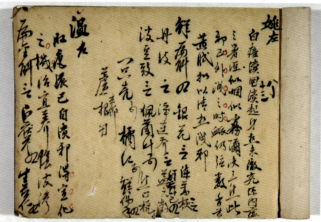

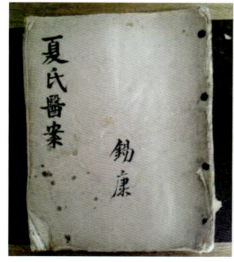

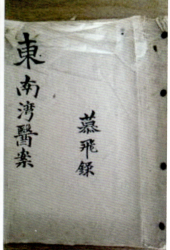

夏氏医案

夏氏外科家传秘方

夏氏外科擅长于中医内科、中医外科、五官科和部分骨伤疾病，尤精通于疔、疖、痈、疽、流注、瘰疬诸证。夏氏外科为疡科世家，故有许多家传秘方。至夏墨农时，家传秘方多不秘藏，常公布于世，为众多医家推崇和使用。我们在收集其历史资料时发现了夏氏家传秘方两册。

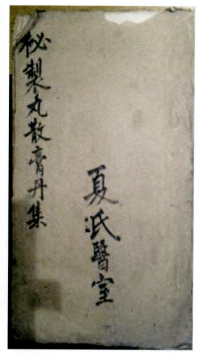

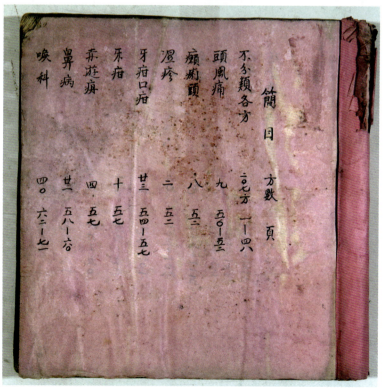

家传秘方

夏氏医案之夏松泉医案

根据历史文献记载,《夏氏医案》可能失佚,我们在收集和整理夏氏外科的历史资料中发现《夏氏医案》尚存于世,《夏氏医案》分为两部分,分别由夏少农和夏涵各存一半。夏涵先生所保存的《夏氏医案》与夏少农先生所存并不相同,夏涵先生所存医案从医案扉页看保存了更长时间,可能为夏墨农前辈所记录。右图之《夏氏医案》和《东南湾医案》,分别由锡康和慕飞所录。李敬昊先生所录夏松泉医案的来源仍有存疑。因未获夏涵先生子女授权,未能采用其收录的夏氏医案。

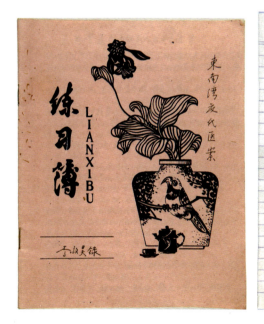

夏松泉医案

夏氏医案之夏墨农医案1

夏少农先生所存的医案可能为夏墨农先生迁至上海,个体开业后的临证医案经过编辑后由其门人弟子抄录后编辑成册,故书稿上未注"夏氏医案"字样,且一本医案的扉页中存有"上海夏墨农诊方,新滕闵世义医师抄"字样。

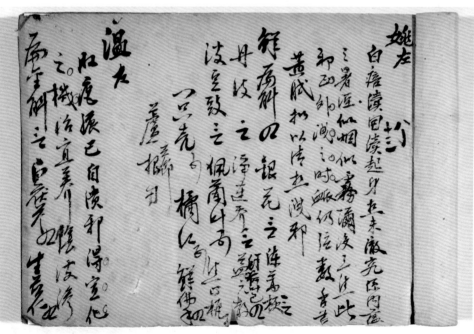

夏墨农医案1

夏氏医案之夏墨农医案2

由夏墨农先生编辑的《夏氏医案》还应当包括他迁至上海后个体开业时的门诊号票存根。目前现存的号票存根 300 余张，其背面记录了患者诊病的病症、服药后症候变化，理法方药的内容完备，也不失为《夏氏医案》的补充，且未经编辑过，更能真实体现其临证学术思想，可谓弥足珍贵。

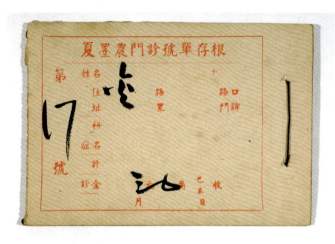

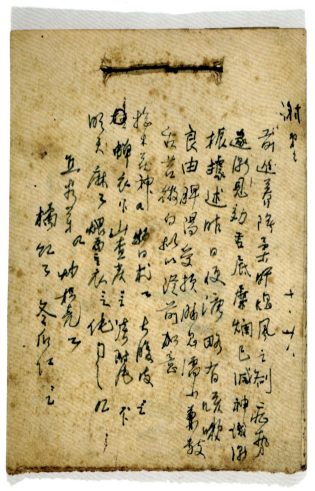

夏墨农医案2

夏墨农先生为张葱玉诊病医案

　　张葱玉(1914—1963年)，名珩，字葱玉，号希逸，浙江吴兴南浔人士，是新中国成立后我国第一代书画鉴定大师、中国传统鉴定书画方法的集大成者、公认的中国书画鉴定界当代泰斗。夏墨农先生当在吴兴个体行医近10余年，1939年末张葱玉先生居于上海，患左腿臀核（肢体皮肤破损并发感染时，腹股沟等部位出现的大小不同的硬结，按之作痛，为肿大的淋巴结），故请夏墨农先生出诊诊病。根据《张葱玉日记·诗稿》记录：自1939年12月16日第一次记录用药（可能尚有夏墨农先生诊病，惜未记载）起，前后诊病6次，时间约3周，日记中详细记载了6次诊病的理法方药，内容完整，当为夏墨农先生的珍贵历史资料，似这样完整的病史资料尚属少见。

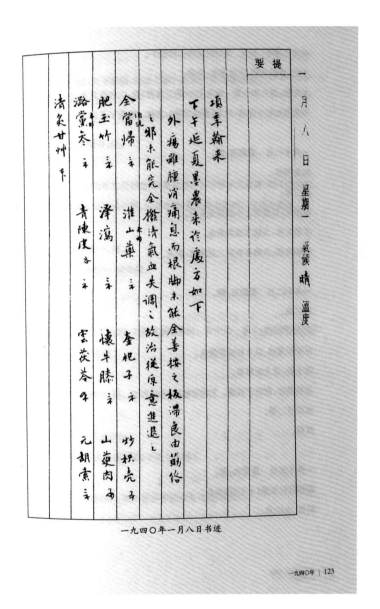

一九四〇年一月八日书迹

张葱玉诊病医案

夏氏医案之夏少农医案

　　夏少农先生行医 60 余年，从抗日战争时避难至安徽休宁行医，到上海与父一同行医，再避祸于湖州一带行医，新中国成立后在沪上行医 40 余年，然而留下的医案并不多，在医学期刊上登载的夏少农先生医案不多，由于医院科室数次大规模搬迁，许多珍贵资料业已流失。图示为夏少农先生所诊治的门诊病例。而大量的医案可能是夏少农先生担任上海曙光医院中医外科主任 30 年期间的查房记录。

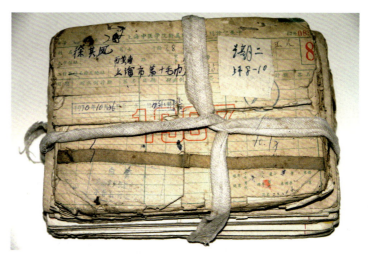

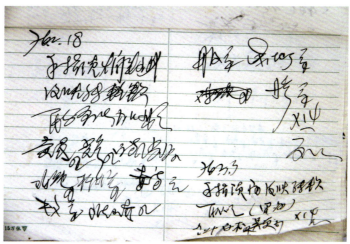

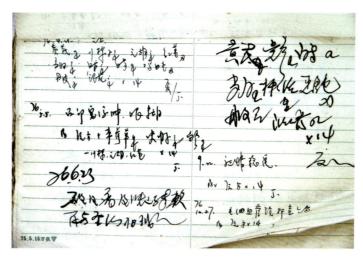

夏少农医案

夏氏医案之柏连松医案

柏连松先生是夏氏外科第六代主要传承人，是夏少农先生的正式弟子，1953年中学毕业后经友人介绍拜夏少农为师系统学习中医，1958年学成出师，在今西康路个体开业行医，1960年政府选拔优秀个体开业医师加强公立医院时进入龙华医院外科，1962年调入曙光医院中医外科，至上世纪80年代，他一直在中医外科的医教研一线工作，80年代中后期开始致力于中医肛肠科研究。我们征集和整理到80年代中期夏少农先生医案时，发现了柏连松先生的门诊医案、部分手迹及90年代研制"消痔锭"时的下料单。

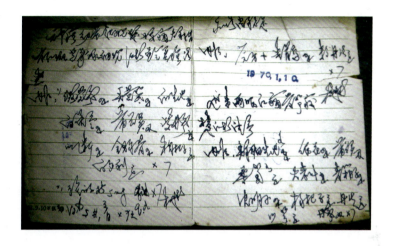

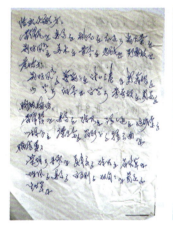
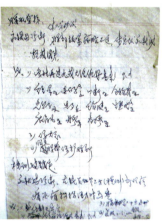
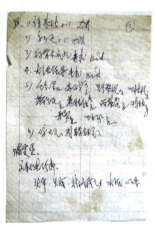

柏连松医案

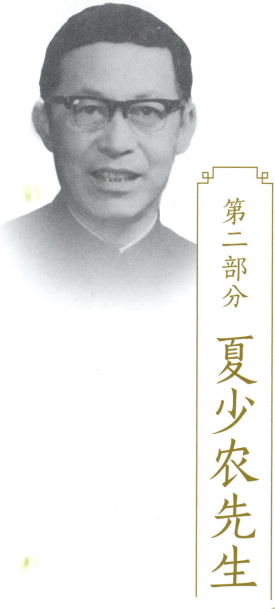

第二部分 夏少农先生

夏少农个人介绍

夏少农，男，1918—1998 年（根据夏少农先生的各种证件和证书的时间及年龄时间比较，夏少农先生的出生年月可能有误，可能出生于 1911 或 1912 年），字雲岫，夏墨农之长子，年幼即被寄予厚望，少时进入湖州沈氏中医专门学校。1934 年考入上海中国医学院，1937 年毕业后回吴兴随父从医，1937 年底随父避战乱来上海途中与父失散，至安徽休宁行医，1949 年回沪行医。1952 年，夏少农由个体开业医师转入集体性质的新城区（今静安区）第五联合诊所工作。1958年夏少农任外科教研组主任。撰写了中医学院第一部中医外科教材，相继又编写了全国中医外科教材总论。1960 年少农调入上海曙光医院，任中医外科主任和教研室主任。1977 年和 1978 年分别被评为上海市先进科技工作者和全国医学卫生科技先进工作者。1978 年被评为副教授。1980 年升为主任医师，1987 年晋升为教授。1993 年开始享受中华人民共和国国务院颁发的政府特殊津贴，并作为全国 500 名老中医专家学术经验继承人导师之一。

夏少农根据其长期临床体会，结合中医理论方面的新见解写了《甲亢》《甲状腺瘤》《红斑狼疮》《皮肤病》《益气养阴法在临床上的应用》等论文一百余篇，并于 1985 年撰写了《中医外科心得》一书，由上海科学技术出版社出版，获得了上海市卫生局 1987 年优秀著作一等奖。还编著了《中医皮肤科精学》一书，亦由商务印书馆出版。他曾于 1992—1993 年出访新加坡、中国香港等地讲学。夏少农 50 余年行医，勤奋钻研祖国传统中医理论，一丝不苟地从事临床工作，使许多患难治之症的患者得以康复，成为国内著名的中医外科的大家。

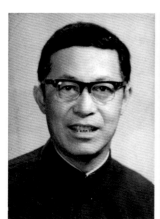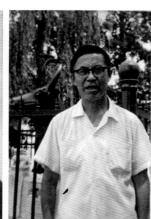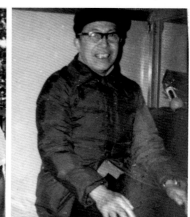

中年与老年时期的夏少农先生

夏少农先生的上海中国医学院毕业证

　　夏少生出生于德清东南湾中医疡科世家，幼时被寄予厚望，能继承家传世医，故少时进入湖州沈氏中医专门学校，1934 年考入上海中国医学院。上海中国医学院创办于 1927 年 12 月，由王一仁、秦伯未、许半龙、严苍山等人发起，章太炎先生鼎力赞助，出任首任院长。夏少农先生经过 4 年系统中医理论学习，打下了扎实的中医基础。当时该院院长：郭柏良，副院长：朱子雲，教务长：吴克潜。

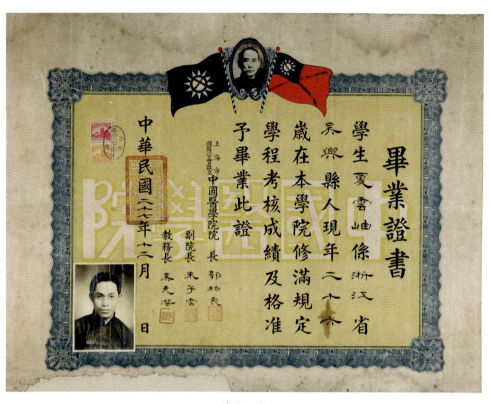

毕业证书

夏少农先生在安徽休宁时的行医执照

　　1937年夏少农先生从上海中国医学院毕业后回浙江吴兴，随父开业行医，正值日军侵华，战火波及浙江湖州地区，他随父全家迁往上海，途中与父亲夏墨农失散，夏少农随避难人群流落到安徽休宁，并在安徽休宁经汪幼松、毕济周介绍，加入安徽休宁国医公会，取得个体开业证书，行医科目为：中医内外科。

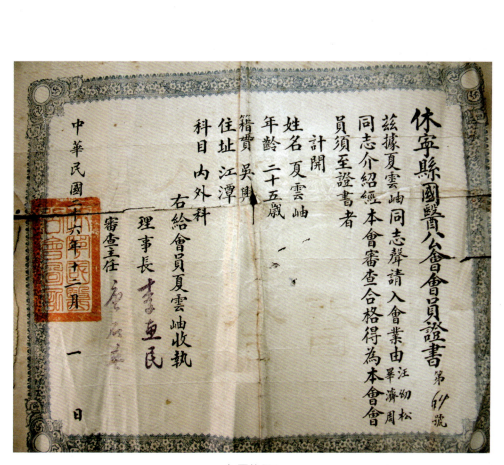

行医执照1

夏少农1943年取得中医师行医执照

　　1938年底夏少农先生获知父夏墨农先生在上海派克路派克新村（今黄河路）置房安家，即自安徽休宁返回上海，与父一起在现北京西路275号诊所共同行医，后因上海兵荒马乱，又离开上海到浙江湖州、温州一带行医。右图为夏少农先生于1943年取得的中医人员行医开业执照和医师证书。

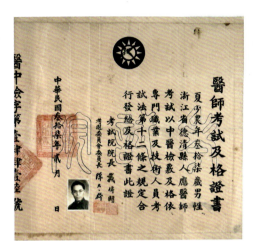
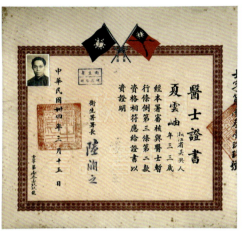
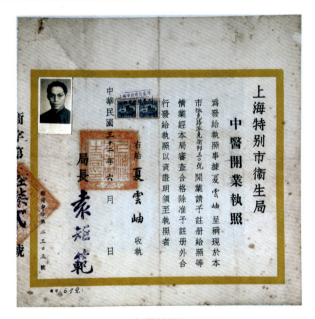

行医执照2

夏少农先生1938年后在上海、浙江湖州、安徽休宁等多个地区行医

　　1938 年夏少农先生离开上海，再次返回浙江湖州和温州一带行医，1948 年回上海后又多次回浙江行医，前后近 20 年，右上图为 1948 年（民国三十七年）夏少农的吴兴县中医师公会证书。右下图为新中国成立后 1951 年夏少农的浙江省人民政府颁发的开业医师人员登记证。

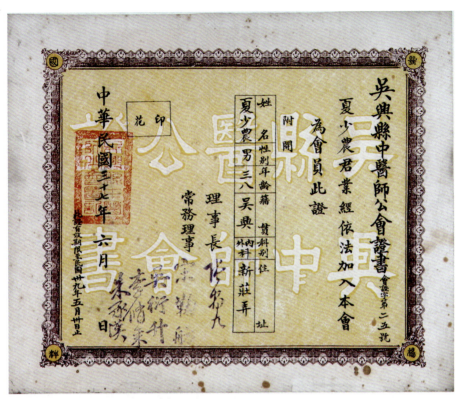

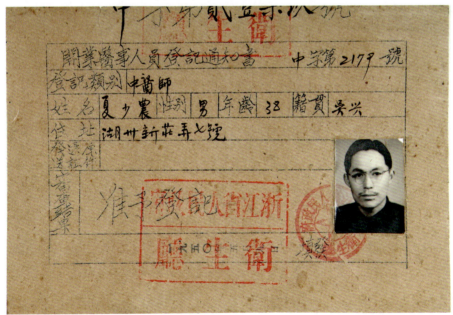

加入医师公会的证书

夏少农先生新中国成立后多次参加政府组织的中医进修班学习

　　1948 年底夏少农先生在浙江湖州地区开业行医，闻父夏墨农先生中风后卧病于床，随即返回上海，在父亲的北京西路 275 号诊所行医，并协助父亲料理诊务。1952 年响应政府号召，由个体开业进入新城区（现静安区）第五联合门诊部。他多次参加政府主办的中医进修班学习，并考试合格。右上图为夏少农先生 1951 年参加新成区中医培训班的结业证书。右下图为夏少农先生 1954 年参加上海中医卫生学校举办为期 1 年 4 个月的第一届医学进修班，学习期满合格的毕业证书。

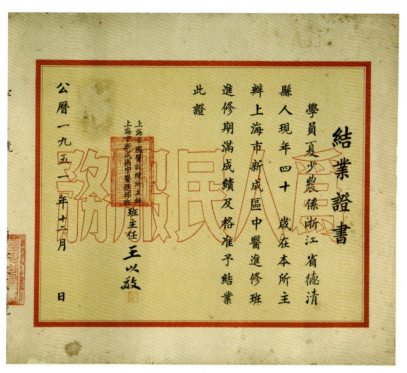

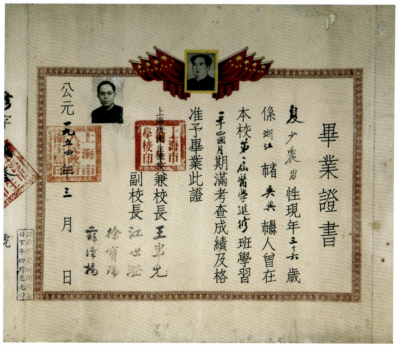

中医进修班结业、毕业证书

夏少农先生新中国成立后在上海个体开业时的证书

　　1950 年夏墨农病故后，夏少农先在父亲的诊所内开业行医，后又在延天龄药号开业行医，此后在新闸路 272 号开业行医，1952 年他进入新成区第五联合门诊部，1958 年调入上海中医学院，新闸路诊所由其弟子柏连松个体开业。右图为夏少农的 1951 年由上海市人民政府卫生局颁发的中医师临时开业许可证，执业地点为黄河路 277 号。

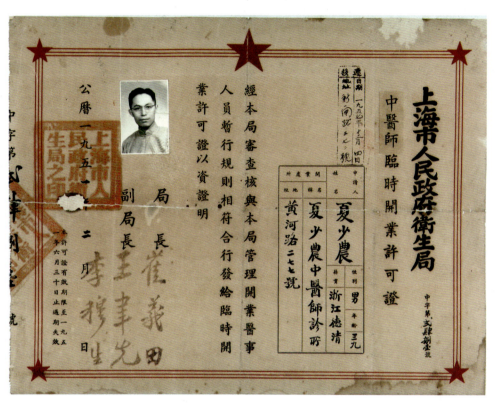

经本局审查核与本局管理开业医事人员暂行规则相符合行发给临时开业许可证以资证明

上海市人民政府卫生局

中医师临时开业许可证

中字第文肆叁壹号

申请人　姓名　夏少农　性别　男　年龄　三九　籍贯　浙江德清　开业地址　黄河路二七七号

中字第文肆叁壹号

中医师临时开业许可证

公历一九五一年　二月　日

局长　崔义田

副局长　王聿先

本许可证有效期限至一九五一年六月三十日止过期失效

个体开业证书

夏少农先生阅读的中医经典书籍

夏少农先生是浙江德清世传疡医世家，幼年时其父夏墨农先生对其要求严格，寄望其传承家传医学。夏墨农先生医术高超，精通中医内科、外科和喉科，名动浙江、上海及苏南地区，毕生精研《内经》《难经》，并通读历代医学书籍和医论医案，博采众长。

夏少农先生继承了父亲珍藏的中医书籍，遵父亲嘱托，精读《内经》《伤寒论》《金匮要略》等经典，故有扎实的中医理论，为中医外科的继承和创新打下了理论基础。夏少农先生在上海曙光医院工作近 40 年，诊治范围涉及中医内科、外科及部分骨科疾病。尤其精读历代中医外科疮疡书籍，中医理论和临床实践造诣深厚。

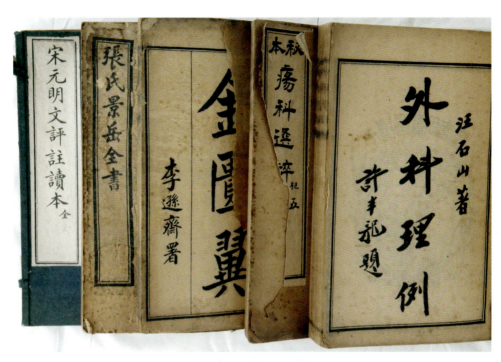

阅读的中医经典书籍

夏少农先生研读和批注的中医书籍

夏氏外科自创始人夏松泉先生起，擅长于中医各科疾病的诊治，尤精通于外科。夏氏外科历代传承人都精读《内经》《难经》及仲师的《伤寒》《金匮要略》。夏少农先生继承夏氏外科的传统，不仅注重中医外科和疡科的著作，而且精研中医经典著作。右图为夏少农先生研读的尤在泾所著《精校金匮要略心典》，并记录心得。

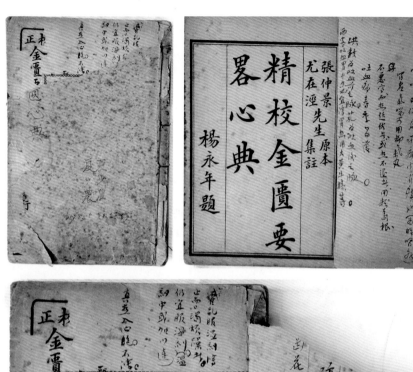

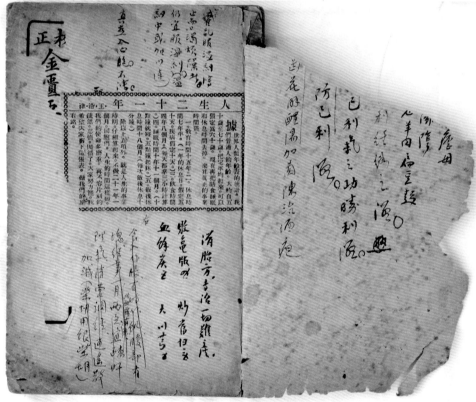

研读和批注的中医书籍

夏老和同事合影的照片

　　根据夏少农先生的弟子柏连松教授回忆：夏少农先生喜爱旅游，不喜拍照，然而在整理的资料中仍有较多照片，与科室及医院同事合影却很少。右图为夏老与同事一起合影，其中右起 1 为顾乃强，顾氏外科的传人顾伯华之子。

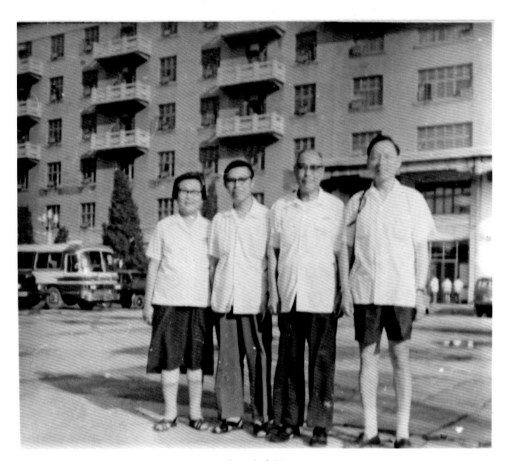

与同事合影

夏少农先生早期旅游和旅行照片

　　夏少农先生爱好旅游，20世纪70年代交通工具落后，他旅游仅限于浙江、江苏等行程较短的旅游景点，而且经常出差，参加各种学术会议。在整理他的历史资料时，我们发现了他乘坐火车时的照片，火车是那个时期具有代表性的主要交通工具。右图中的一张摄于炎热夏季，可能是雁荡山旅游照片，在瀑布下享受山涧凉爽。还有一张摄于冬季，他在火车卧铺车厢，身着棉衣时的情景，身边携带随身行李。

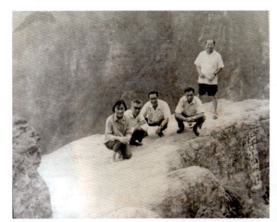

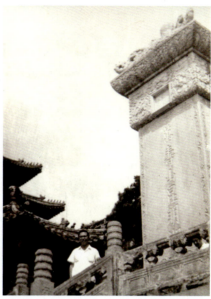

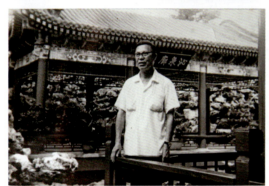

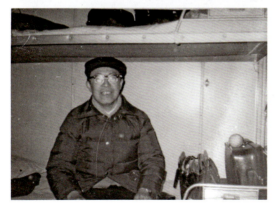

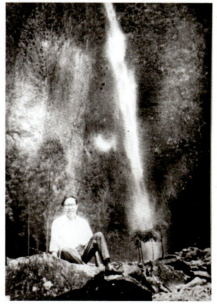

早期旅游和旅行照片

夏少农先生与陈立夫先生的书信往来

从夏少农先生的历史资料中，我们整理出两封夏少农与陈立夫先生之间的往来书信。他们之间的来信一共有两封，1985 年夏少农先生出版《中医外科心得》，并赠予陈立夫先生，陈立夫先生收到该书后回信答谢，并在书信中探讨了中医与西医病理之间的一些异同。该信件由上海科学技术出版社转交夏少农先生。陈立夫先生 1949 年去台湾前与内地中医界的知名人士，尤其与上海中医界老一辈的专家交往甚多，多有书信往来。新中国成立前夏墨农先生是沪上著名的中医外科专家，陈立夫先生与夏氏父子颇多接触。一封 1989 年 1 月份陈立夫先生的孙子陈禄卿回信，信中谈及兹有沈笃夫先生病逝的消息。

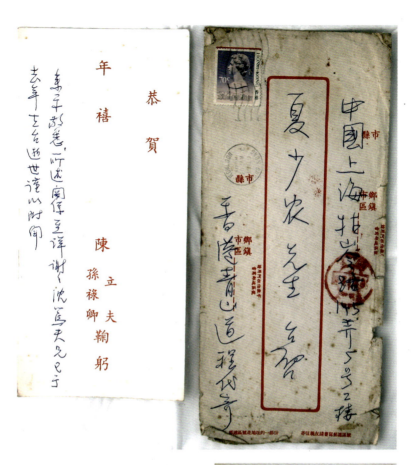

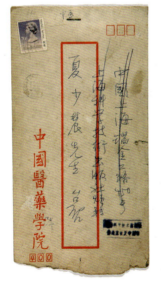

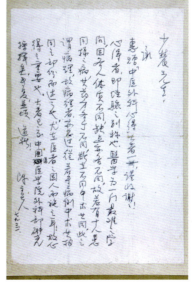

与陈立夫先生的往来书信

夏少农先生受邀参加张伯臾和张赞臣行医60年庆贺会

张伯臾（1901—1987年），别名湘涛。上海市川沙县人。早年从师于浦东三桥镇王文阶先生，1921年录取于上海中医专科学校，毕业后回浦东家乡行医。1924年又承业于江南名医丁甘仁，并在仁济善堂任中医内科医师。1925年重返故里开业。新中国成立后参加上海市邑庙区第一联合诊所，1956年进上海市第十一人民医院、上海曙光医院任内科医师，1978年任上海中医学院内科教授。

张赞臣（1904—1993年），字继勋，晚年自号壶叟，江苏武进人。祖育铭、父伯熙精于外、喉科。张氏幼承家学，16岁随父来沪，入上海中医专门学校，后转读于上海中医大学，师从谢利恒、曹颖甫等诸名家。民国十五年（1926年）毕业后，悬壶沪上。精内、外、妇、儿、五官各科，尤以外、喉科见长。曾任上海曙光医院五官科主任。

张伯臾和张赞臣教授行医60年，上海曙光医院为两位教授在海鸥饭店举办庆贺会。右图为1984年12月夏少农先生收到的邀请函。

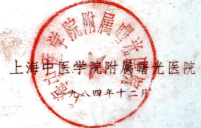

夏少农　同志

　　著名老中医 张伯臾／张赞臣 教授行医六十年，我院于十二月

二十八日（星期五）下午二时假海鸥饭店二楼举行庆贺

会，届时恭请光临。

地址：黄浦路 60 号
（海员俱乐部新大楼）

上海中医学院附属曙光医院

一九八四年十二月

凭柬入内

邀请函

参加静安区名中医专科咨询门诊开诊招待会

　　夏少农先生是著名中医外科专家，全国名中医，他早年曾在静安区延天龄药号个体开业行医，后又于1952年响应政府号召到新城区（今静安区）第五门诊部工作，父夏墨农先生的个体诊所位于北京西路275号，也位于现静安区。夏氏与静安区有不解之缘，故1984年静安区卫生工作者协会开设著名中医专科咨询门诊，要求夏少农先生参加招待会，右图为邀请函和夏少农先生与其他专家一起留影。

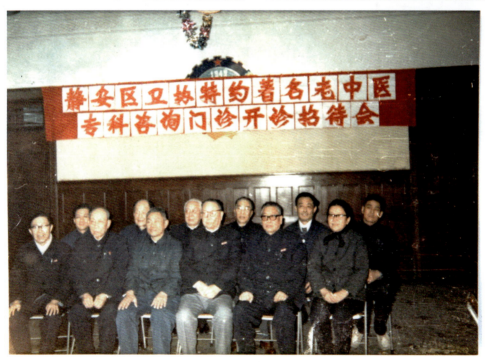

开诊招待会

夏少农先生参加1979年全国卫生科技大会并获得表彰

　　夏少农先生因为在中医外科领域取得的一系列成绩，在受到上海曙光医院、上海中医学院、上海市教育系统等表彰和荣誉后，于 1978 年参加全国医药卫生科技大会，并因在医药卫生科技工作中取得的显著成绩，获得表彰，右图所示为获得表彰的证书。

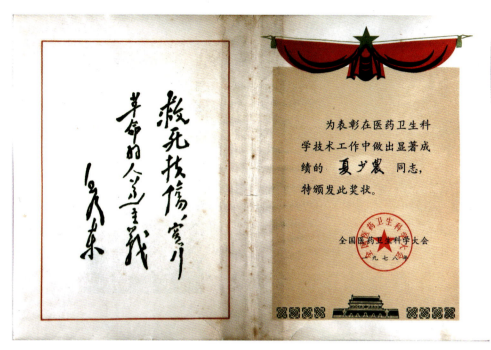

表彰证书

夏少农先生参加全国中医外科学师资培训班

　　夏少农先生是我国著名的中医外科专家，夏氏外科第五代主要传承人，是较早的全国名老中医，全国名中医药学术经验继承班指导老师，长期担任上海中医学院中医外科的教学工作，在早期的全国高等学校中医外科师资培训班和学习班长期担任授课老师。与参加师资培训班师生合影，右图 1 中包括了名中医顾伯华、顾伯康先生，龙华医院现全国名中医朱培庭、马绍尧教授等名家。其他图为夏少农先生参加学术会议的照片。

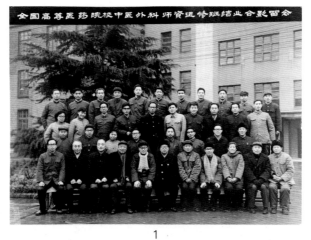

1

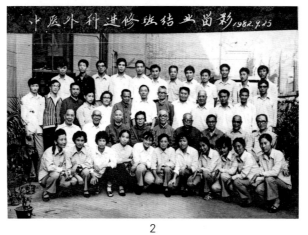

2

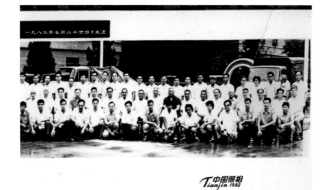

3

师资培训

夏少农先生参加上海市1977年教育系统先进集体和个人特邀代表大会

　　夏少农先生因在中医外科学突出的科研及学术成就，在20世纪80年代前后多次获得荣誉，多次被评为上海曙光医院、上海中医学院和上海市先进工作者。

　　右图从上至下依次为夏少农作为特邀代表参加上海市教育战线的先进集体和先进工作者代表大会的特邀函；夏少农参加先进科技集体、先进科技个人代表大会的入场券；夏少农获得上海市先进科技工作者证书。

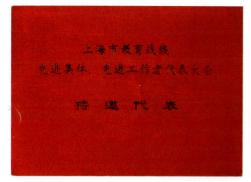

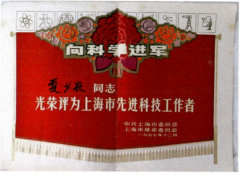

上海市教育战线
先进集体、先进工作者代表大会

特　邀　代　表

单位　上海中医学院

姓名　夏少农

定于 十 月三十 日在上海体育馆召开
上海市教育战线先进集体、先进工作者代表
大会，特邀请你参加。

中共上海市委员会
上海市革命委员会
一九七七年十月二十七日

先进更先进，后进赶先进，
革命加拼命，无往而不胜！

华　国　锋

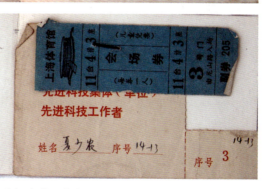

特邀函、入场券与先进工作者证书

夏少农先生参加上海中药饮片炮制规范座谈会的通知和在通知中的注解

　　夏氏外科是浙江德清著名的中医外科世家，夏氏外科在沪上行医短短十余年，已成沪上著名的中医外科流派，至夏少农时已传承第五代。夏氏外科有许多家传秘方，具有鲜明的用药特色，夏氏外科的"千锤膏""白降丹""升丹"等均为家传秘方，均为亲手制作，对中药质量和炮制有非常高的要求，秘方制作工艺要求高，夏氏外科对使用的丸、散、膏、丹有专门的手册，详细说明药物的制作工艺。中国药学会上海分会邀请夏少农先生参加"关于召开修订《上海中药饮片炮制规范》座谈会通知"，夏少农先生在通知中对"规范"提出自己的意见。

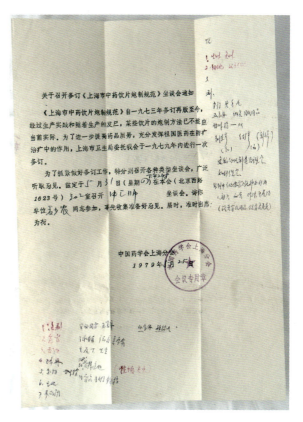

通知与注解

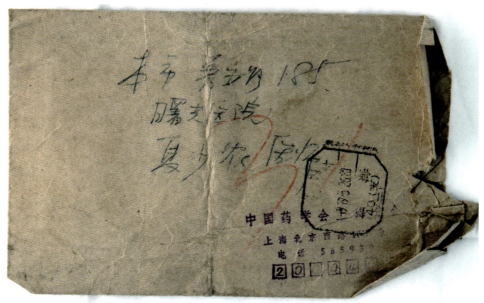

夏少农先生参加学会会议与参会代表的留影

　　夏少农先生是著名的中医外科专家，全国名老中医，主编了上海中医学院第一版《中医外科》教材，并参编了全国高等院校统编教材，夏老在 20 世纪 80 年代前后多次参加全国学术会议，并与参会专家一起留影，这是部分 20 世纪 70 年代的合影。图 1 中左起第 5 位、图 2 中左起第 4 位为夏少农先生。图 3 是夏少农先生参加 1982 年在天津召开的全国中医外科学术交流会时的合影，前起的第二排左起 17 位为夏少农先生。

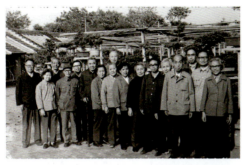

1

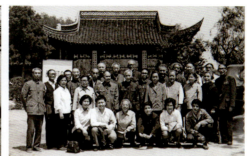

2

3

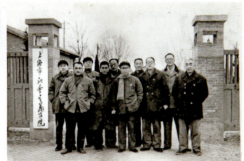

4

参会留影

夏少农出席在沪湖州籍科技专家座谈会

　　夏氏外科始于清朝中晚期的浙江德清，清朝中晚期的钟管镇中医外科以三湾医家最有名望。三湾即东南湾、袁家湾、曲溪湾。前两支均由曲溪湾分出，而东南湾即为钟管镇沈家墩村东南湾人。夏墨农生于三代祖传医学世家，为"东南湾中医外科"传人。早年随祖辈行医于乡间间，后迁至菱湖镇。1938年底移居上海，在黄河路购置房屋行医。夏少农为夏墨农长子，虽1937年随父移居上海，但1950年前的大部分时间均在浙江湖州地区度过，幼时读书、青年时期在湖州地区行医。故新中国成立后仍参加一些湖州地区与在沪的知名人士的茶话会和联谊会。然而我们此次整理夏氏外科流派渊源的历史资料时，有关夏墨农和其祖父夏松泉的历史资料极少，近年来出版的有关民国时期浙江医药卫生的文献中有关夏氏外科的研究仍是空白，有关浙江新中国成立以前的医人考则未将夏氏外科录入，确是遗憾之事。

夏少农同志：

　为加强与在沪的湖州籍医药界科技人员的联系，定于十二月二十三日下午五时在美味斋菜馆芸进晚餐，请届时光临。

（福州路600号浙江路口）

湖州制药厂

今·十二月·二十一日

邀请函

夏少农先生因在中医外科领域的成绩，被外院聘为中医外科顾问

　　夏少农先生因为在中医外科扎实的中医理论和深厚的临床造诣，20 世纪 80 年代被诸多医院聘为中医外科专家和顾问。其后夏少农先生成为第一批全国名中医药学术经验继承班指导老师后，黄浦区中心医院的宗长根成为夏少农先生的学生，跟师学习三年。右图为黄浦区中心医院 1984 年聘请夏少农先生为该院中医外科顾问的聘书。

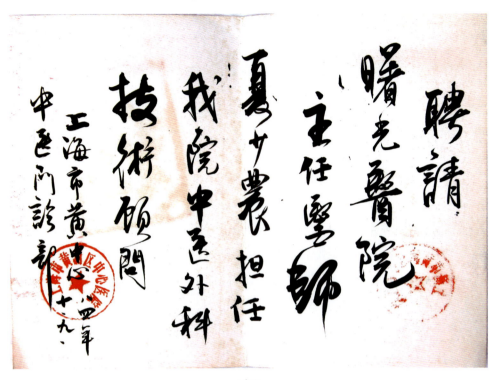

聘书

夏少农先生长期担任教学工作

夏少农先生 1958 年调任新建不久的上海中医学院中医外科教研室主任，亲自编写上海中医学院第一版《中医外科学》教材，又编写了全国高等教学《中医外科学》总论，夏少农先生长期担任教学工作，每周讲六小时的"中医外科学总论"，中医学院下达教学任务书，夏少农先生亲自备课，书写教案，右图其中两幅为 1985 年上海中医学院安排夏老的教学任务书，以及讲课时的教案，当时夏老 67 岁。

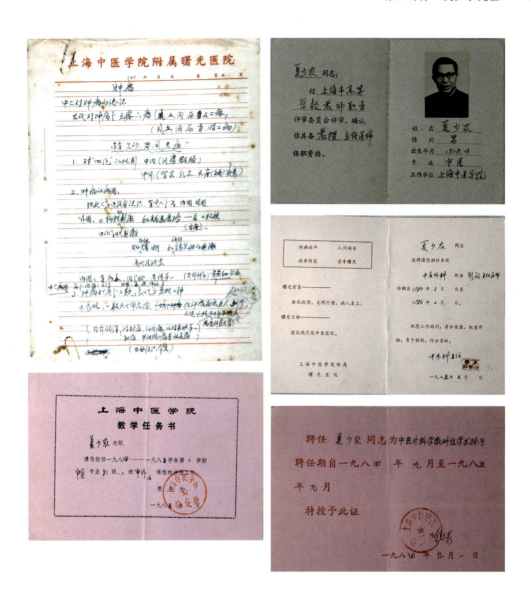

任务书与教案

夏少农先生从事临床工作和教学工作

　　按照夏少农先生夫人吴琴诗女士"现代德清名人录"记载，夏少农先生生于1918年，他于上海中国医学院毕业后获得个体行医资格，并在上海、浙江、安徽及苏南地区行医多年，1958年调任上海中医学院中医外科教研室主任，后又长期担任上海曙光医院中医外科主任，并在70岁时仍担任中医学院的教学任务，主要讲授"中医外科总论"部分。

兹定于一九八二年十二月三十日(星期四)下午二时在学院召开祝贺从事医、教、研工作四十年以上的同志茶话会。敬请

　　光临

　　　　　　　　　此致

夏少农同志

　　中共上海中医学院委员会

　　上海中医学院

　　　一九八二、十二

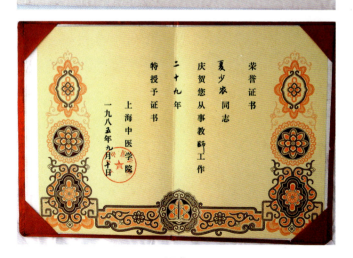

证书

夏少农先生担任上海中医学院专家委员会委员

　　夏少农先生是较早的全国名老中医，是上海市名中医，沪上著名中医外科流派的传承人，是上海中医学院的专家委员会委员、并任专家委员会临床组副组长，当时国医大师裘沛然任上海中医学院专家委员组长。

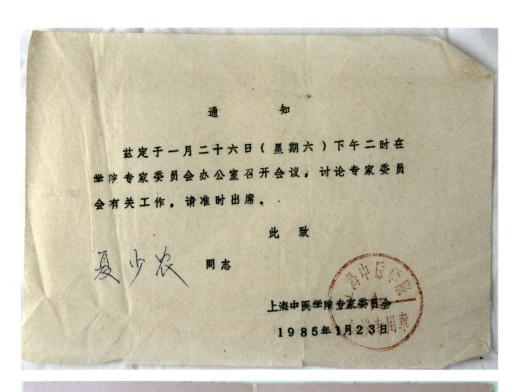

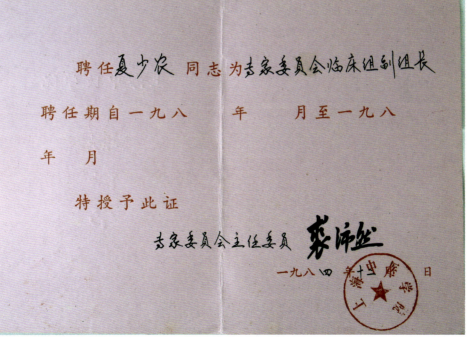

聘书

夏少农先生的手迹

　　夏少农先生出生于书香门第,幼时和少时接受较严格的中国传统文化,因此中国传统文化素养比较高,新中国成立后多用钢笔等硬笔书写,少用传统的毛笔。整理的资料中,医案和教案也多为钢笔书写!右图为1982年前后夏少农先生为夫人吴琴诗女士书写的"妙手回春""扁鹊再生"条幅。

扁鹊再生

生再鹊扁

吴琴诗中医师 惠存

夏墨农子少农题
一九八二年十月先日

妙手回春

春回手妙

夏墨农媳吴琴诗中医师存

夏墨农子少农题
一九八二年十一月廿日

夏少农先生的手迹

夏少农先生是上海市第一批名中医

　　夏少农先生是 1991 年国家级第一批名老中医，1995 年是上海市首批名老中医，同时夏少农先生的弟子柏连松先生也被评为上海市名中医。右图为夏少农先生获得上海市名中医证书。

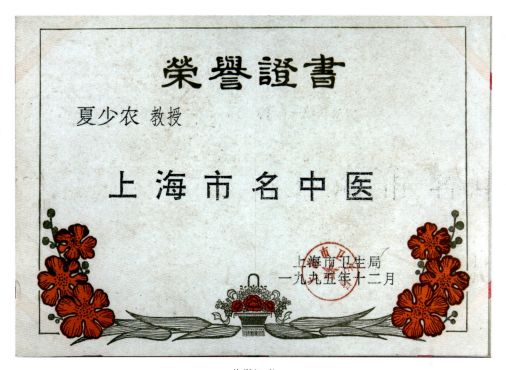

荣誉证书

夏少农先生生前使用的部分物品

　　据夏少农先生夫人吴琴诗介绍，夏少农先生生前有三大嗜好：旅游、聚餐、杯中之物。所以我们在夏少农先生的遗物中整理到的个人使用的物品极少，大部分为保存的历史资料，可见夏少农先生生活简朴，从各个时期的生活照片可以看出他没有佩戴金银珠宝的习惯。右上图中一张照片为上海中医学院的校徽。右下图为夏少农先生佩戴的瑞士产的"LEONIDAS"手表。

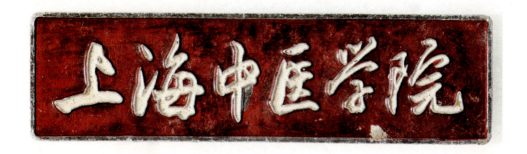

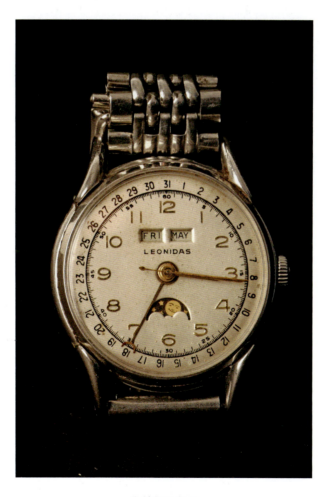

生前部分物品

夏少农先生使用的医疗器械

夏氏外科擅长中医内科、外科、五官科和部分骨伤疾病,其父夏墨农先生有"飞
刀"之称,夏氏外科注重外治法和手术操作,特别讲究外科手术的手法,并配合
适当的手术器械,如在"中医外科心得"记载的"脓车"。右图中的医疗器械是
夏少农先生使用过的注射器、针灸针具。

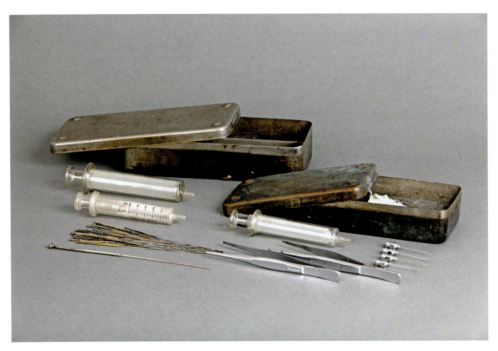

使用过的医疗器械

夏少农先生是第一批全国国家级名老中医

夏少农先生是浙江德清疡医世家，传承和发展了夏氏外科，并在临床实践中不断创新，1991 年被评为第一批全国名老中医，同期上海还有张镜人、乔仰先、韩哲仙、陈苏生、董廷瑶、裘沛然、钱伯文、张赞臣、夏少农、顾伯华、朱南孙、丁季峰、黄羡明、李国衡、秦亮甫、颜德馨、施维智、何承志、姜春华、张志雄、王正公、李绍周、孔庆蕃、冯世镐、黄有云、余子贞等。右图为 1993 年上海市人事局、卫生局和医药管理局确定夏少农先生为继承老中医药专家学术经验指导老师，为培养中医药人才做出贡献的证书。

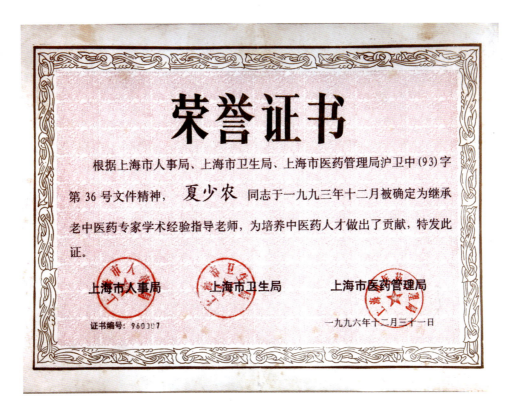

荣誉证书

夏少农先生是上海市学术鉴定委员会成员并参加学术鉴定活动

夏少农先生是著名的中医外科专家，且是较早的全国名中医，在沪上的中医外科学界有一定的学术影响力，尤其继承了夏氏外科家传医术，在继承和传承基础上有所创新。1977 年至 1979 年连续被评为上海中医学院、上海市、全国卫生系统先进个人，1978 年晋升为副教授，1979 年夏少农先生被上海市卫生局聘请为上海市中医药学术鉴定委员会委员。右图为聘书和岳阳医院邀请他担任课题及研究生开题报告会的要求书。

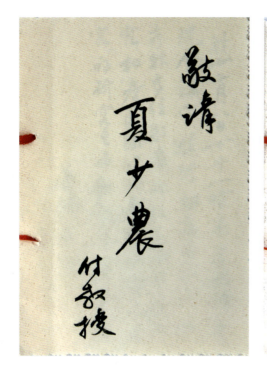

于七月八日下午廿一時半至岳陽醫
院會議室進行，切寫生肌法治
疗非在任肌膚的临床与实验研
究，和灼疮區組織的病理和临床研
究：呼研究生开放报告届時光临

岳陽醫院

敬請
夏少農
付教授

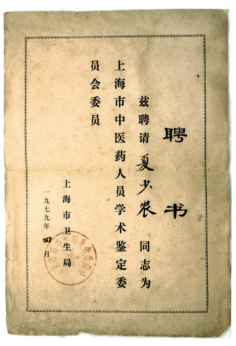

聘书

兹聘请 夏少农 同志为
上海市中医药人员学术鉴定委
员会委员

上海市卫生局
一九七九年四月

聘书

夏少农先生为中国民主促进会上海委员会委员

　　夏氏外科的主要传承人夏墨农先生在 1937 年移居上海后，凭借高超的医术和高尚的医德成为上海中医界名流，但在乐凌的硕士论文《孤岛时期上海中医研究》一文中，夏墨农的社会活动比较沉寂。新中国成立后夏少农先生加入了中国民主促进会，是中国民主促进会上海委员会委员，其后夏少农弟子柏连松先生曾为中国民主促进会中央委员。右图为夏少农先生参加中国民主促进会上海市第五次会员代表大会的代表证。

中国民主促进会
上海市第五次会员代表大会

代表姓名　夏少农

性　　别　男

年　　龄　66

第　086号

中国民主促进会
上海市委员会

一九八四年四月

代表证

夏少农先生所著中医外科心得

　　夏少农先生是夏氏外科家传世医第五代传承人，幼年即跟随父亲临证侍诊，少时毕业于湖州沈氏中医专门学校，又考入上海中国医学院，接受系统的中医理论教育，毕业后在上海、浙江、安徽等地个体独立行医，1958 年在上海中医学院外科教研室任外科教研室主任，20 世纪 60 年代起任上海曙光医院中医外科主任近 40 年，长期在中医外科医、教、研一线工作，因此具有深厚的中医理论基础、丰富的临证经验，1985 年夏少农先生著有《中医外科心得》一书，书中比较全面地阐述了夏少农先生在中医外科和部分伤科病方面的临证经验，书中附有大量的经验方，是夏少农先生近 60 年临床经验的总结。右图为夏少农先生赠予其弟子柏连松教授长子柏幼松《中医外科心得》，并在书中题字。

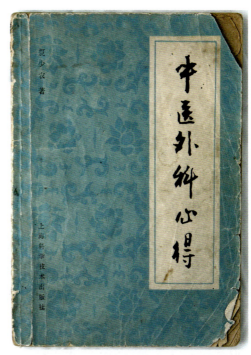

夏少农先生所著《中医外科心得》

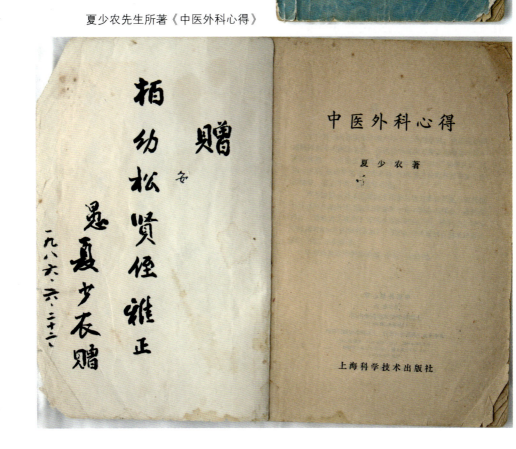

夏少农先生获得政府特殊津贴

夏少农先生因为长期在医、教、研工作，为我国的高等教育事业做出突出贡献，1993 年获得国务院政府特殊津贴。右图为获得国务院特殊津贴证书。

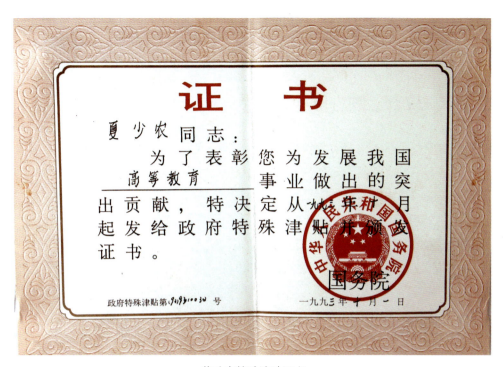

获政府特殊津贴证书

夏少农先生获上海中医学院科技进步二等奖

夏少农先生以《内经》的理论为指导，根据历代医家如金元的李东垣、明代的张景岳及《冯氏锦囊》对外科疾病的论述，结合使用益气养阴法治疗外科疾病的实践经验，提出了益气养阴法可用于外科疾病治疗的新理论，从而扩大了益气养阴法治外科疾病的治疗范围，取得了显著的临床疗效。"甲状腺功能亢进症"属中医"瘿瘤"及"中消"范畴，一般多用化痰、软坚、消散瘿瘤治法。夏少农先生根据甲状腺功能亢进症的临床症状和体征，确定了益气养阴、化痰疏气治疗原则，临床应用取得显著疗效。他与上海中医学院生化教研室和瑞金医院的内分泌专家邝安堃教授通过实验研究，证实了益气养阴法治疗甲状腺功能亢进症的理论依据。右图为夏少农先生益气养阴法治疗甲亢的临床研究获得 1984 年上海中医学院科技进步二等奖的证书。

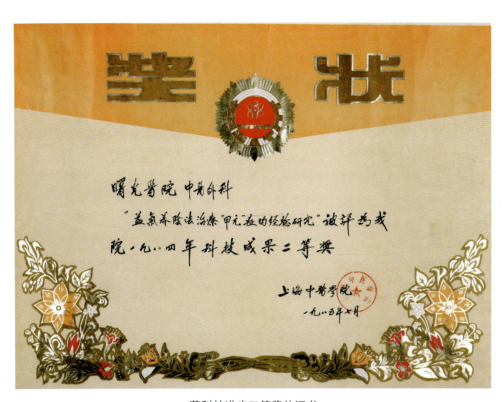

获科技进步二等奖的证书

与上海中医学院的专家合影

　　夏少农先生是上海中医学院中医外科学教授，长期担任中医外科学的教学，同时是上海中医学院早期的中医外科学主任，是中医外科学领域著名专家和学者。右上图为他参加植树活动时和同事的留影，以及和中医学院专家一起留影的照片。右下图中最中央的是著名五官科名医、全国名中医张赞臣老先生。

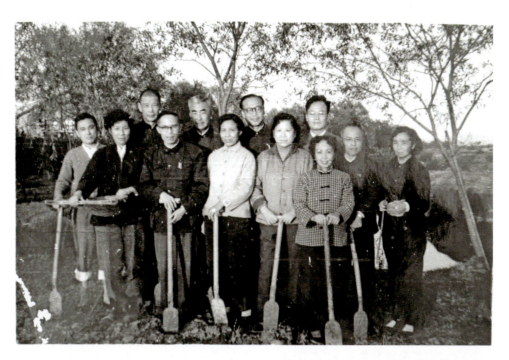

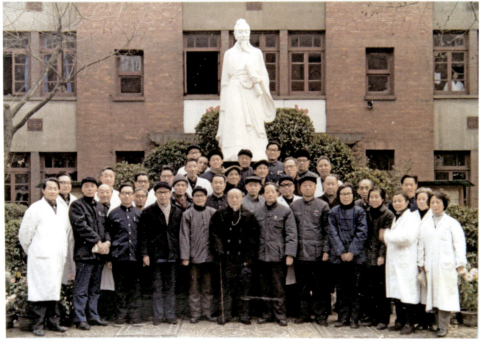

与同事的合影

夏少农先生制定的曙光医院甲亢协定方

"甲状腺功能亢进",当时祖国医学文献中无此病名。依据多数患者伴有甲状腺肿大或结节肿块及易饥饿、形体消瘦等症状,一般用化痰、消散瘿瘤的方法治疗该病,疗效欠佳。从1985年开始,夏少农对"甲亢"患者进行辨证求因诊治。他认为患者乏力、自汗属于气虚;口感、烦热,心悸及易饥饿属阴虚火旺;甲状腺肿大属痰凝气滞,采用益气养阴、疏气化痰法进行治疗,所诊500余例,总有效率达95%以上。夏少农先生根据临床症候进行分型,分为一般甲亢患者和甲亢伴有脾阳受损患者,并制定"甲亢一方""甲亢二方",右图所示为上海曙光医院协定方的两张处方笺。

药　方

门诊号数＿＿＿＿
住院号数＿＿＿＿

上海中医学院附属曙光医院

姓名＿＿＿＿　年龄＿＿＿　日期＿＿＿
病区＿＿＿＿　床号＿＿＿　性别＿＿＿

R

甲亢二

黄芪五钱　党参四钱

淮山药六钱　白芍四钱

夏枯草一两　制香附四钱

禹遗粮一两　建柚包煎四钱

白术四钱　陈皮三钱

帖数＿＿　价格¥＿＿　医师＿＿＿＿

77.11.1万本

药　方

门诊号数＿＿＿＿
住院号数＿＿＿＿

上海中医学院附属曙光医院

姓名＿＿＿＿　年龄＿＿＿　日期＿＿＿
病区＿＿＿＿　床号＿＿＿　性别＿＿＿

R

甲亢一

黄芪五钱　党参四钱

白芍四钱　淮山药四钱

鳖甲四钱　龟板四钱

大生地四钱　首乌四钱

夏枯草一两　制香附四钱

帖数＿＿　价格¥＿＿　医师＿＿＿＿

77.11.1万本

制定甲亢协定方

夏少农先生工作期间获得的荣誉

夏少农先生因在中医外科领域取得的成绩和贡献，一生获得诸多荣誉，自
1958年前后由个体开业行医调入新城区（现静安区）第五联合门诊部工作，后
有调任上海中医学院中医外科教研室主任，1960年调任上海中医学院曙光医院
中医外科主任，因中医外科的医、教、研工作中取得杰出贡献，分别得到上海曙
光医院、上海中医学院、上海市等颁发的荣誉。

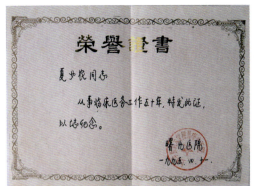
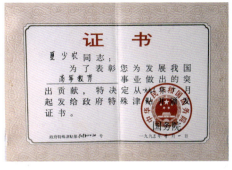
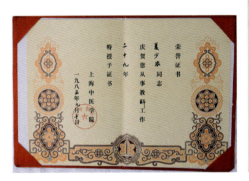
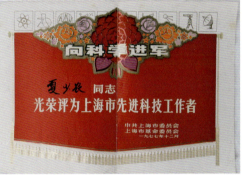
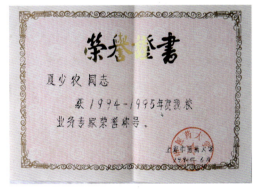
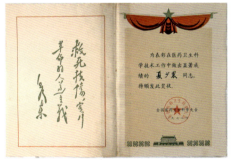

荣誉证书

夏少农先生与亲友合影

夏少农先生祖籍浙江德清，抗日战争期间迁往上海，他的亲友大都留在原籍，先生60-70年代多次携学生前往浙江杭嘉湖地区行医或义诊，或有学术会议，先生常与亲友相聚，先生留下的这些照片因年代久远，亲友姓名已不可考证。夏少农全家合影大约摄于60年代中期，照片中为夏少农先生与夫人吴琴诗女士及两女合影。

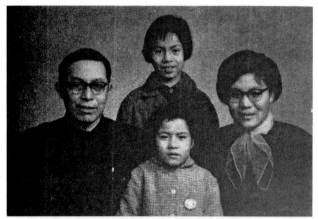

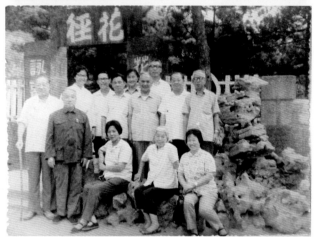

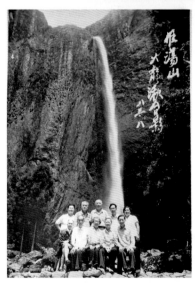

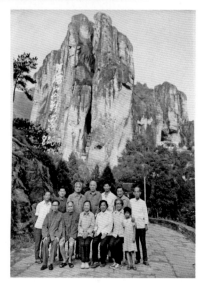

合影

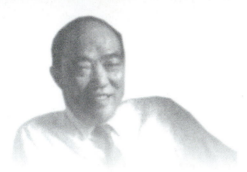

第三部分 夏涵先生

夏涵个人介绍

夏涵（1926-2003），男，浙江德清人，主任医师，硕士生导师。出身于中医世家，为德清夏氏外科第五代传人。先生幼承庭训，博习岐黄，侍诊于父夏墨农侧，悉得家传善本。1952年入北京医学院中学西班，掌握了中、西两套医学诊疗技术，主张内外并重，兼取各家之长，师古而不泥古，学西而不迷信。从医五十五年，擅长外科诸症，特别是在中西医结合诊治痛风性关节炎、皮肤病方面造诣深厚，取得了突出的临床疗效。先生曾任职于上海中医学院附属曙光医院中医外科，1982年始调至上海中医学院附属岳阳医院中医外科，任科主任。至此，在先生主持下，我院中医外科步入了迅速发展的道路：1984年设立了中医外科病房，扩大了科室诊疗规模；在临床上开展了药烘疗法、熏蒸疗法等治疗多种皮肤病获得良效；研制了痛风1号冲剂、痛风2号冲剂、清热解毒糖浆、外科8号合剂、外科9号合剂等多种自制制剂，疗效卓著而沿用至今；倡用健脾法治疗复发性口疮，弥补了单用滋阴降火法的不足；采用"回"字结扎法改进了内痔结扎术式受到临床推广；"中医中药治疗痛风"、"润肤汤溻渍法治疗皮肤病"等课题获上海市卫生局、市科委立项并获奖，刷新了中医外科无科研项目的历史。

夏涵教授的弟子有孙世道，后逐渐向传统中医外科的皮肤病领域拓展，传承人有张明、李斌、顾荻青等。

夏涵子女保存有关夏氏外科珍贵的历史资料，根据这些历史资料的图片，这些历史资料有：夏涵先生所藏之《夏氏医案》、夏氏家传秘藏方药等书，可能为夏墨农之前夏氏传人所著。遗憾的是未能得到夏涵先生子女授权，无法研究《夏氏医案》及相关著作的成书年代和作者。

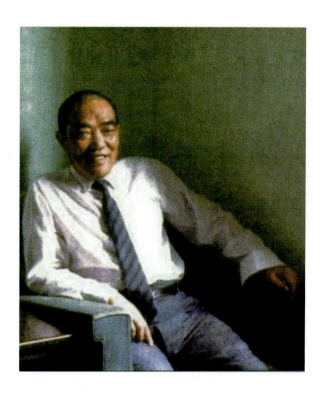

夏涵

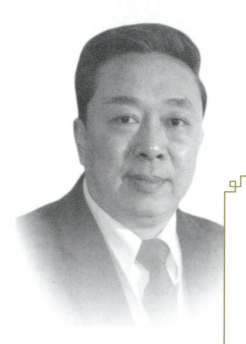

第四部分 柏连松先生

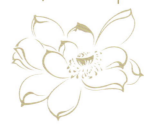

柏连松教授个人介绍

　　柏连松教授、主任医师，1936生，中学时仰慕夏墨农先生的医名，遂立志学习中医。少时与夏少农先生家有交往，故也与师祖夏墨农先生相识，为师祖首肯，中学毕业后由夏少农先生宴请中医界好友正式收柏连松为徒，跟师学习4年。师满后在西康路275号个体开业，曾参加新城区（现静安区）中医个体执业医师考试得第11名（共400余人参加）。1960年被选入上海龙华医院外科，1962年调入上海曙光医院中医外科工作，此后再随夏老工作约40年。20世纪70年代秉承师命主攻肛肠科，经20年辛勤工作，成为中医肛肠科名家，现代中医肛肠学科奠基人之一，开创了上海曙光医院中医肛肠科的新局面。现为上海曙光医院终身教授、全国名中医、上海名中医。

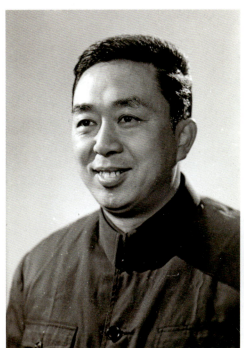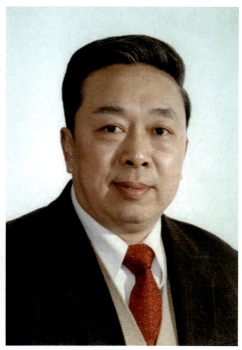

柏连松先生肖像

柏连松教授的公费医疗证

右图是柏连松先生保存的 1962 年上海市公费医疗预防实施管理委员会制作的上海市公费医疗证，当时柏连松先生 27 岁，居住在上海陕西北路 119 弄 18 号。

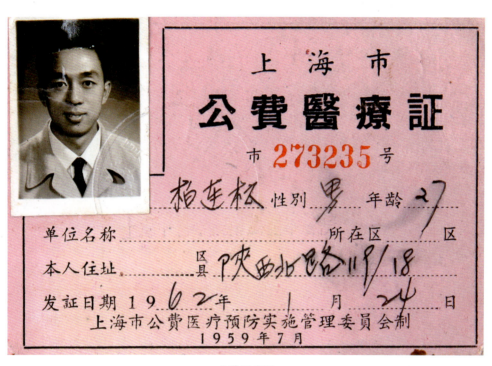

公费医疗证

柏连松教授的著作

　　柏连松教授从事中医外科专业约 20 年，20 世纪 70 年代秉承夏老之命主攻肛肠专业。通过 10 余年的努力，使上海曙光医院肛肠学科达到一个新高度。1983 年柏连松教授出版了《简明肛肠病学》，1985 年出版了《实用中医肛肠病学》，其后又出版了《中医肛肠科学》《痔瘘肛裂》及《柏连松谈肛肠病》。右图为柏连松教授出版的著作。

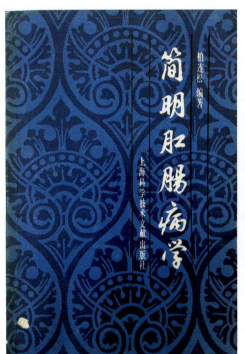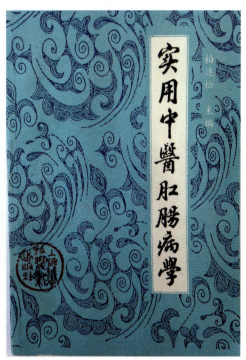

柏连松教授的著作

柏连松教授使用过的医疗器械

二十世纪六七十年代，医疗器械和医疗设备远没有今天先进。在上海曙光医院的肛肠学科刚刚起步时，肛瘘的影像诊断学尚未起步，肛瘘的诊断除了通过肛指检查、亚甲蓝染色外，比较常用的方法就是通过探针检查瘘道。右图1的探针为铜质肛瘘术中所用探针。当时肛肠科的最先进检查方法是乙状结肠镜。图2为柏连松教授日常使用的乙状结肠镜，其中尚有活检钳。图3为柏连松教授使用的双腔气囊导管，主要用于肛肠科术后如出现大出血，使用常规止血方法难以控制出血时使用双腔气囊进行压迫止血。将气囊连同导管放置直肠内，气囊充气后将导管向外牵引，气囊压迫直肠下端后肛管上部起到压迫止血的作用。

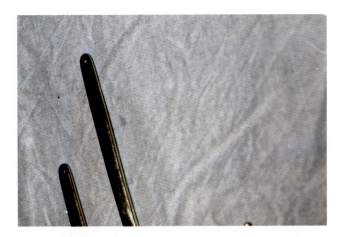

1

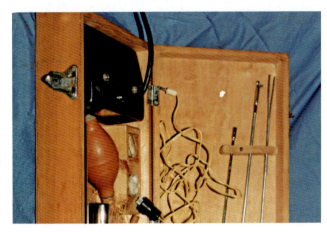

2

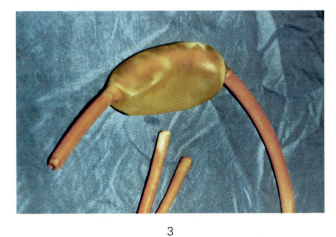

3

使用过的医疗器械

柏连松教授1995年被评为上海市名中医

  1993 年柏连松先生晋升为教授后，1995 年被评为上海市名中医， 1996 年上海中医药大学为柏连松教授等名中医成立名中医工作室。随后上海市及国家中医药管理局相继为名中医成立和建设工作室项目，意在传承名中医学术经验。

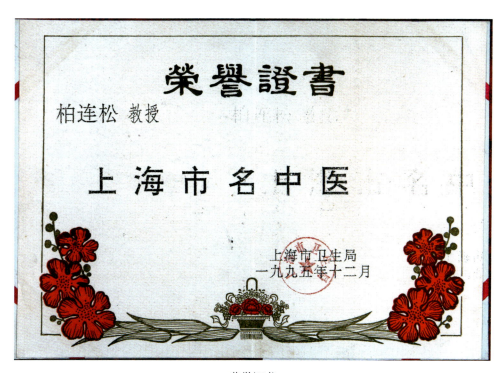

荣誉证书

全国第一、第三、第四、第五批全国名中医药学术经验继承班指导老师

　　柏连松教授是第一、第三、第四、第五批全国名中医药学术经验继承班指导老师，为中医药人才的培养做出了贡献。第三批全国名中医学术经验继承班学员为张雅明、张卫刚，第四批全国名中医学术经验继承班学员为陈倚、高凌卉，第五批全国名中医药学术经验继承班学员为刘晨、夏泽华。右图为第三批全国继承班学员和指导老师的合影，照片中第二排左起第五位为柏连松教授，第三排中央为张卫刚和张雅明。

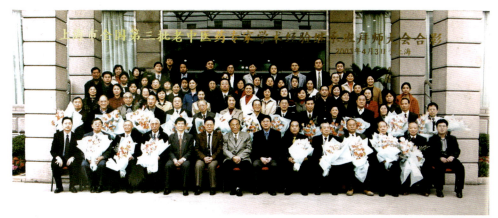

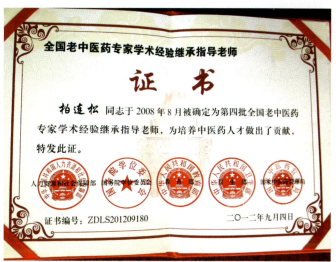

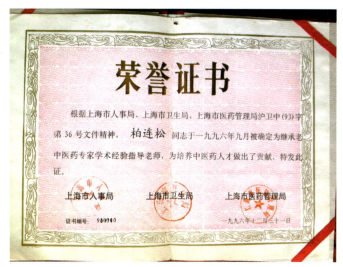

合影与证书

柏连松先生手术时的照片

　　20世纪80年代上海曙光医院肛肠科从中医外科分离并成为一个独立的科室，并很快成为沪上、乃至全国知名的科室，肛门手术从简单的痔、裂、瘘到高位复杂性肛瘘手术等良性疾病手术。由于患者需求量大，上海曙光医院建设新的病房大楼，柏连松先生在小东门地段医院、沪南医院、海宁路地段医院等医院开设肛肠科联合病房，联合病房数达到300余床位数。同时培养了较多肛肠学科人才。右图为柏连松先生在20世纪80年代手术时的照片。

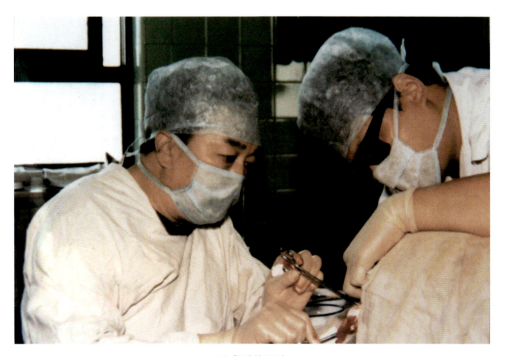

手术时的照片

柏连松教授与学生一起

柏连松教授自 20 世纪 70 年代开始为中国的肛肠事业奋斗了一生，为中国的中医肛肠事业做出了很大的贡献，为中医药培养了很多的人才，特别是 20 世纪 80 年代的初期和中期，他举办了很多的中医肛肠学习班，利用上海在医疗卫生方面的优势，培养了众多的肛肠学科的人才，现在大部分都处于肛肠学科的领导岗位。右下图照片中的前排为好友国医大师石仲山教授、后排左 1 为广东名医任东林教授，右为范小华主任。

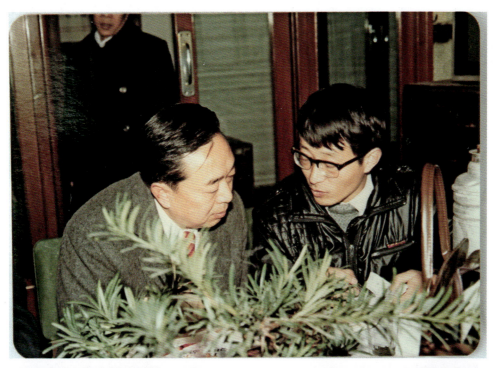

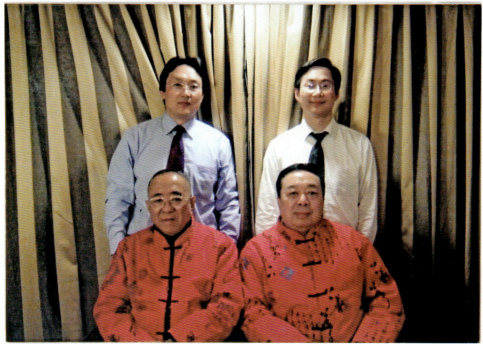

与学生的合影

柏连松教授在中医药学家中医传承高层会议上的合影

  为贯彻落实吴仪副总理倡导的"名医、名院、名科"三名战略，更好地继承
发展中医药学，由我国著名中医药学家邓铁涛、任继学、路志正、颜德馨、朱良
春、吉良晨、周仲瑛、陆广莘、张学文、罗金官、石仰山等十余位名老中医联名
发起，中华中医药学会主办，广东省中医院和南通市良春中医药临床研究所、南
通市中医院承办的著名中医药学家学术传承高层论坛，于 2005 年 6 月在江苏省
南通市举行。右图为会议期间，柏连松教授与国医大师朱良春教授、现国医大师
石仰山教授一起合影。

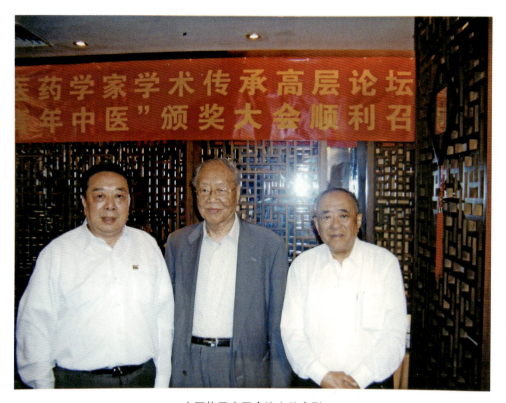

中医传承高层会议上的合影

柏连松教授早期参加的肛肠会议

上海中医药学会肛肠分会最早成立于 20 世纪 80 年代初期，当时中医肛肠学会分属普外肛肠学科组，医学会中医肛肠学科主要有林之夏先生和闻茂康先生负责。柏连松先生主张中医肛肠分会以中医为特色，举办学习班以中医肛肠学科的内容为主，中医肛肠学会逐渐由中医肛肠学科专家为主要负责人，同时吸收西医的专家为学会的会员。柏先生回想当时的情景：如喻德洪教授这些大名鼎鼎的西医专家们愿意成为中医肛肠学会的会员，他们为中医肛肠学员提供了现代肛肠学会的最新进展，为中医肛肠学会的发展添砖加瓦，而不计名利，确实让中医肛肠的专家们钦佩不已。右图为 20 世纪 80 年代中期柏连松先生参加上海中医肛肠学会会议。

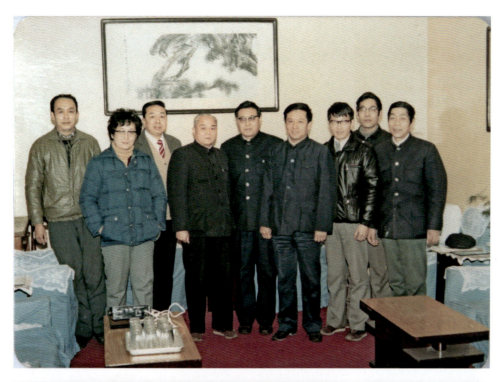

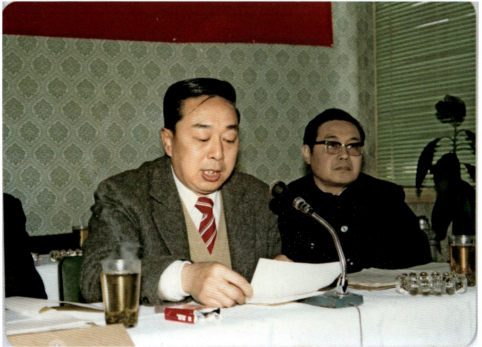

早期参加肛肠会议

柏连松先生参加1987年的溃疡性结肠炎学术研讨会

　　20世纪90年代柏连松先生开始担任中华中医药学会肛肠分会副主任委员和
上海中医药学会肛肠分会主任委员，经常参加中医肛肠学会举办的学术研讨会。
右图为柏先生参加1987年全国溃疡性结肠炎学术研讨会后与参会的中医肛肠界
的著名专家一起合影。第二排右起第二位为柏连松先生。

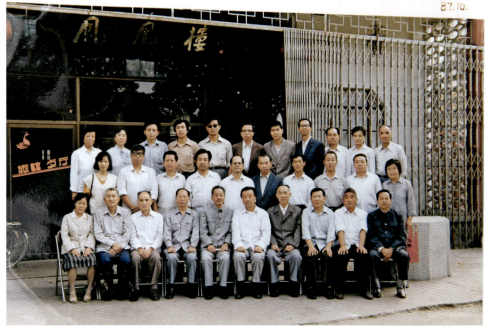

1987年参加学术研讨会合影

国家中医药管理局的成果

　　柏连松先生在肛肠学科医教研辛勤耕耘 40 年，发明了治疗肛肠病的众多新药如"消痔锭（又名复方消痔栓）"、治疗肛肠病的新方法如治疗肛瘘的"双线切挂法"等。右图为柏连松先生 1995 年获得国家中医药管理局中医药科学技术进步三等奖证书。

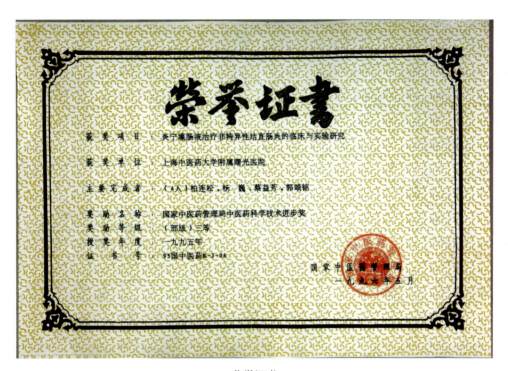

荣誉证书

柏连松教授是中华中医药学会肛肠分会的副主任委员

　　柏连松教授长期担任中华中医药学会的副主任委员，为中医药肛肠分会的发展做出了较大贡献，退休后担任中医肛肠分会顾问。右上图为柏连松先生出席中华中医药肛肠分会换届会议。右侧为金虎先生，左侧为中华中医药学会肛肠分会现任会长田振国先生。右下图右侧为南京著名痔病世家丁义山先生。

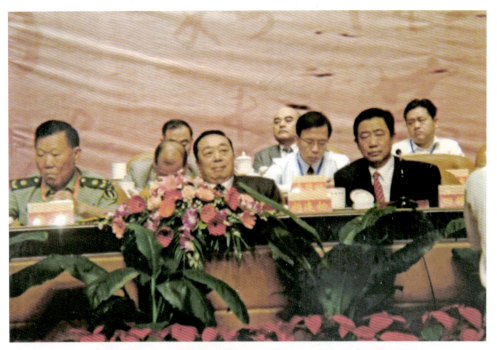

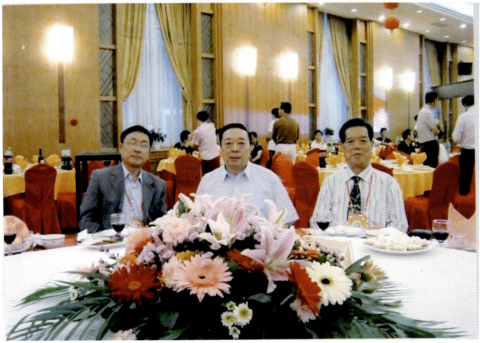

参加中华中医药学会肛肠分会留影

柏连松教授是第一批激光学会会员

　　20 世纪 80 年代初期，激光开始被应用于肛肠科，CO_2 激光器等用于痔和肛瘘手术。柏先生很早就开展激光手术，并发表论文，成为激光学会的第一批会员，经常在肛肠学科学习班上讲授激光的应用技术。由于激光在术后难以避免和处理的并发症，激光手术开始逐渐退出肛肠科。右上图为柏连松先生在学习班上讲授激光在肛肠科的应用。右下图为柏连松先生操作激光治疗机。

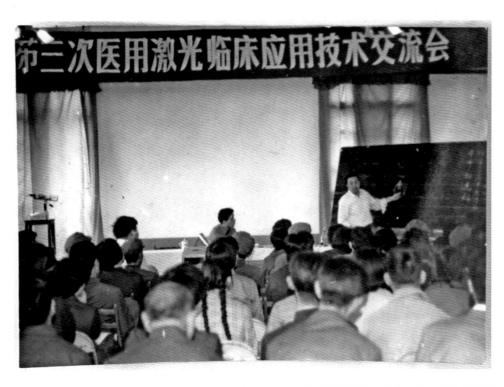

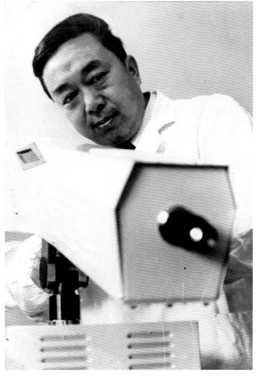

柏连松先生操作激光治疗机

柏连松先生与沪上的中医名家之间保持良好的关系

柏连松先生是上海市名中医，与上海的中医名家保持非常好的联系，除了工作原因与他们保持联系外，还定期会聚，外出旅游。右图为柏先生与上海名医合影。右上图中有国医大师颜德馨夫妇及女儿、国医大师石仰山夫妇、刘嘉湘及陈湘君夫妇、王左先生、夏翔夫妇、朱培庭先生。右下图中有国医大师石仰山夫妇、陆德铭夫妇、朱培庭夫妇、夏翔夫妇、蔡淦先生等。

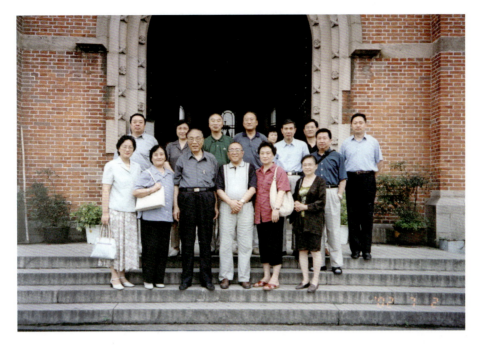

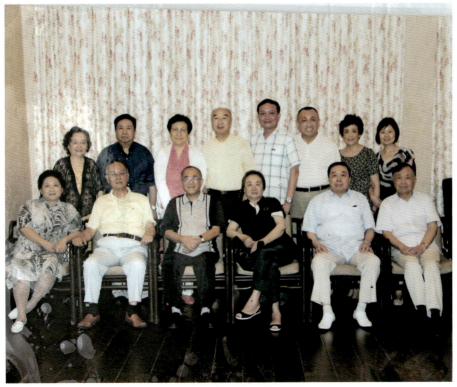

与中医名家合影

柏连松先生与夏少农先生和吴琴诗女士合影

　　柏教授回忆道：老师夏少农不爱摄影和拍照，20 世纪 70 年代他也不喜欢拍照，尽管与老师朝夕相处，但他与先生之间的合影很少。整理资料时只发现两张合影，一张是与陈泽超老师、蔡益芳一起合影。右图为 20 世纪 80 年代初期柏教授与老师及师母吴琴诗一起的合影。图中左起是科室医生、柏连松先生、夏少农先生、师母吴琴诗女士。

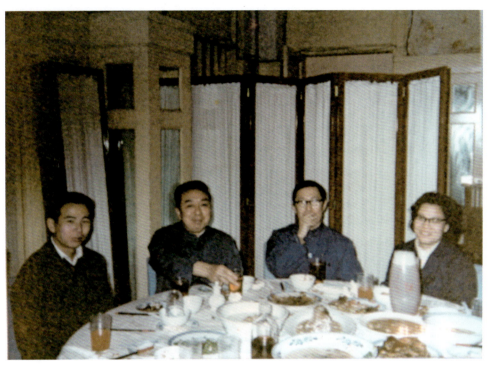

与夏少农先生和师母吴诗琴女士合影

柏连松先生与曙光医院痔科前辈一起工作

上海曙光医院肛肠科由梁永青及陈泽超等创建，20 世纪 70 年代中期痔科尚未从中医外科分离独立开来，上海曙光医院痔科为中医外科由梁永清、陈泽超先生主持，中医外科工作由夏少农先生全面负责。20 世纪 70 年代中期柏连松先生已开始着力于肛肠病的研究，20 世纪 80 年代中后期痔科从中医外科分离和独立，成为中医肛肠科，上海曙光医院的肛肠学科走向最辉煌的时代。右图为上海曙光医院中医肛肠学科负责人在一起的照片。右图中左 1 为柏连松先生，左 2 为梁永清先生，右 1 为蔡益芬（夏少农先生第一批师承班学生），右 2 为陈泽超先生。

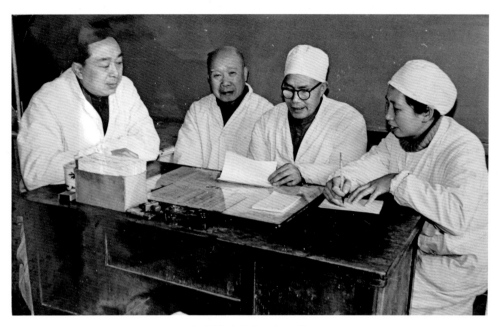

与夏少农先生一起工作

柏连松先生在中医肛肠病提高班中授课

据柏连松先生回忆：20世纪80年代初期中医痔科刚刚从西医的肛肠外科学术组中独立出来，百废待兴，肛肠科的诊断、治疗、手术操作等一切还是空白，需要经过规范化培训，20世纪80年代柏先生利用上海的师资力量，多次开办全国中医肛肠临床医师提高班。右上图为柏连松先生在学习班讲课，右下图为学习班结业典礼。

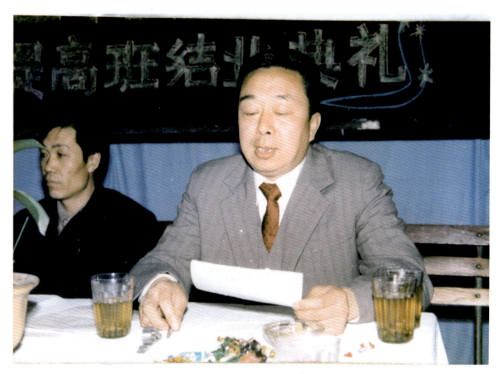

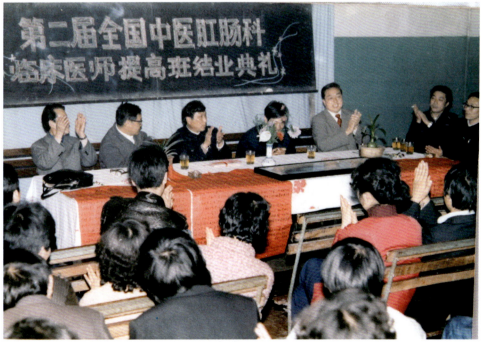

在肛肠病提高班中授课

柏连松先生发明和使用过的医疗仪器

　　二十世纪八九十年代是肛肠科飞速发展的时代，除了通过各种形式的肛肠学习班和提高班以提高中医肛肠科医生的临床技术水平、规范临床手术和操作水平外，也涌现出各种肛肠病治疗仪，如早期的电子痔疮治疗仪、红外线治疗仪、微波治疗仪、冷冻治疗仪、激光治疗仪等。柏教授回忆：那时接受新鲜事物的能力比较强，他是上海第一批使用激光治疗仪治疗痔疮的医生，同时也根据时代的变化，设计和发明了肛肠病治疗仪。右图 1 为柏连松先生使用的痔疮治疗仪。右图 2、3 为柏连松先生早期使用的激光光针仪。

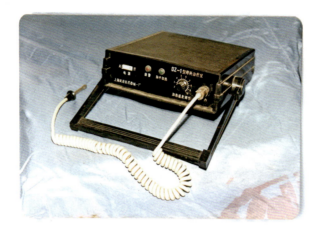

1

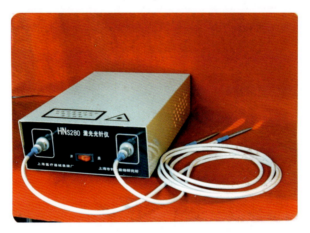

2

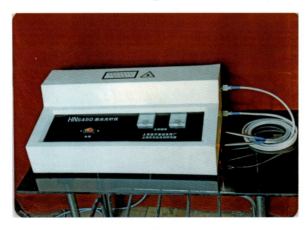

3

使用过的医疗器械

柏连松先生手迹

2012 年上海市卫生和计划生育委员会中医发展办公室开展了上海中医发展三年行动计划，海派中医流派研究基地建设项目，开始对夏氏外科流派比较系统地整理和研究，才开始注重对夏氏外科主要传承人和代表性传承人的历史治疗系统收集与整理。由于医院发展的需要，多次对柏连松名中医工作室建设和改建，未能系统整理和保存柏先生早期的历史治疗，我们在夏少农先生保留的 80 年代的门诊病例中发现了柏连松先生书写的门诊病历，及早期柏连松先生的手迹。

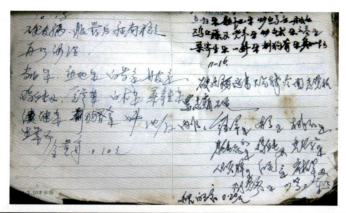

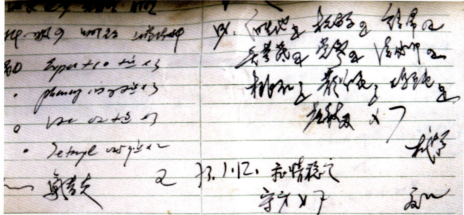

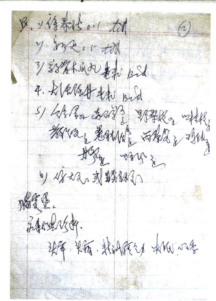

柏连松手迹

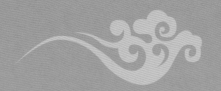